217 Anaesthesiologie und Intensivmedizin
Anaesthesiology and Intensive Care Medicine

vormals „Anaesthesiologie und Wiederbelebung"
begründet von R. Frey, F. Kern und O. Mayrhofer

Herausgeber:
H. Bergmann, Linz (Schriftleiter)
J. B. Brückner, Berlin · M. Gemperle, Genève
W. F. Henschel, Bremen · O. Mayrhofer, Wien
K. Meßmer, Heidelberg · K. Peter, München

K. van Ackern W. F. List
M. Albrecht (Hrsg.)

Der geriatrische Patient in der Anaesthesie

Mit 22 Abbildungen und 7 Tabellen

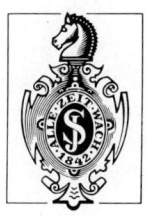

Springer-Verlag
Berlin Heidelberg New York
London Paris Tokyo
Hong Kong Barcelona

Prof. Dr. med. Klaus van Ackern *Priv.-Doz. Dr. med. Michael Albrecht*

Institut für Anästhesiologie und Operative Intensivmedizin,
Fakultät für Klinische Medizin Mannheim
der Universität Heidelberg, Klinikum Mannheim,
Theodor-Kutzer-Ufer, D-6800 Mannheim

Prof. Dr. med. Werner F. List

Institut für Anästhesie der Universität Graz,
Landeskrankenhaus, Auenbruggerplatz, A-8036 Graz

ISBN 3-540-53506-3 Springer-Verlag Berlin Heidelberg New York

CIP-Titelaufnahme der Deutschen Bibliothek
Der geriatrische Patient in der Anaesthesie / van Ackern, K ... (Hrsg.).
Berlin; Heidelberg; New York; London; Paris; Tokyo; Hong Kong; Barcelona: Springer 1991
(Anaesthesiologie und Intensivmedizin; 217)
ISBN 3-540-53506-3 (Berlin ...)
ISBN 0-387-53506-3 (New York ...)
NE: van Ackern, Klaus [Hrsg.]

Satz: Elsner & Behrens GmbH, Oftersheim   Druck: Zechnersche Buchdruckerei, Speyer
Bindearbeiten: J. Schäffer, Grünstadt

19/3130-543210 – Gedruckt auf säurefreiem Papier

Vorwort

Es ist eine unumstößliche Tatsache, daß Leben mit Altern verbunden ist. Aber wann ist ein Mensch physiologisch alt? Sind in der Geriatrie einem bestimmten Alter feste Normen oder typische Veränderungen zuzuordnen, wie etwa in der Pädiatrie? Offensichtlich ist das nicht so: Ein 60jähriger sportlich aktiver Mensch verfügt unter Umständen über eine höhere kardiopulmonale Leistungsreserve als ein 35jähriger chronischer Raucher. Ähnliches wie für die körperlichen Funktionen gilt auch für die zerebral-intellektuelle Leistungsbreite. Dennoch ist nicht von der Hand zu weisen, daß Alter zum einen gekennzeichnet ist durch typische physiologische Veränderungen einzelner Organfunktionen, zum anderen durch eine höhere Inzidenz manifester Erkrankungen. Im Einzelfall ist es schwierig zu entscheiden, wann es sich noch um eine physiologische Variation oder schon um eine pathologische Reaktion handelt.

Die anästhesiologische Betreuung älterer und sehr alter Patienten im Rahmen von Elektiv- oder Notfalloperationen stellt den Anästhesisten vor eine Fülle von ungelösten Fragen und Problemen. Die Frage etwa, ob die natürlichen biologischen Veränderungen im höheren Lebensalter grundsätzlich das Risiko von Anästhesie und Operation erhöhen, oder ob die Begleiterkrankungen bestimmend sind. Werden die funktionellen Störungen durch eine Anästhesie und die damit verbundenen notwendigen Maßnahmen wie etwa eine Beatmung beeinflußt oder zusätzlich gestört? Haben alte Patienten eine andere Pharmakokinetik für die von dem Anästhesisten verwendeten Medikamente als jüngere? Ist die zerebrale Funktion im Alter durch Anästhesie mehr und nachhaltiger gestört als bei Jugendlichen? Benötigen ältere Patienten nach einer Operation eine intensivere postoperative Nachsorge?

Zur Beantwortung dieser Fragen konnten wir eine Reihe von erfahrenen Autoren gewinnen, die die angedeutete Problematik ausführlich aufgezeichnet haben. Durch die Darstellung der physiologischen Besonderheiten der häufigsten Begleiterkrankungen des Herz-Kreislauf-Systems, der pulmonalen und zerebralen Organfunktionen sowie den Besonderheiten bei speziellen Operationsverfahren ist es sicher gelungen, zu einer weiteren Verbesserung im Hinblick auf eine gefahrlose perioperative Betreuung von alten

Patienten beizutragen und unser Problembewußtsein für diese Patientengruppe zu schärfen.

Mannheim, im Dezember 1990   Für die Herausgeber

K. van Ackern

Inhaltsverzeichnis

Autorenverzeichnis

Albrecht, M., Priv.-Doz. Dr. med.
Institut für Anästhesiologie und
Operative Intensivmedizin, Fakultät
für Klinische Medizin Mannheim der
Universität Heidelberg, Klinikum
Mannheim, Theodor-Kutzer-Ufer,
D-6800 Mannheim 1

Bein, T., Dr. med.
Institut für Anästhesiologie der Ludwig-
Maximilians-Universität München,
Klinikum Großhadern, Marchioninistr. 15,
D-8000 München 70

Boeden, G., Dr. med.
Institut für Anästhesiologie,
Klinikum Nürnberg,
Flurstr. 17, D-8500 Nürnberg 90

Braun, U., Prof. Dr. med.
Klinikum der Universität Göttingen,
Zentrum für Anästhesiologie,
Robert-Koch-Str. 40, D-3400 Göttingen

Busack, R., Dr. med.
Institut für Anästhesiologie,
Medizinische Universität zu Lübeck,
Ratzeburger Allee 160, D-2400 Lübeck 1

Kessler, C., Priv.-Doz. Dr. med.
Oberarzt der Klinik für Neurologie der
Medizinischen Universität zu Lübeck,
Ratzeburger Allee 130, D-2400 Lübeck 1

Kohler, P., Dr. med.
Institut für Anästhesiologie und
Operative Intensivmedizin, Fakultät für
Klinische Medizin Mannheim der
Universität Heidelberg, Klinikum
Mannheim, Theodor-Kutzer-Ufer,
D-6800 Mannheim 1

Maravic, M. von, Dr. med.
Klinik für Neurologie der Medizinischen
Universität zu Lübeck,
Ratzeburger Allee 130, D-2400 Lübeck 1

Martin, E., Prof. Dr. med.
Universitätsklinikum für
Anästhesiologie,
Im Neuenheimer Feld 110,
D-6900 Heidelberg

Metzler, H., Dr. med.
Institut für Anästhesiologie der
Universität Graz, Auenbruggerplatz,
A-8036 Graz

Paschke, R., Priv.-Doz. Dr. med.
II. Medizinische Klinik, Klinikum
Mannheim der Universität Heidelberg,
Theodor-Kutzer-Ufer,
D-6800 Mannheim 1

Piepenbrock, S., Prof. Dr. med.
Medizinische Hochschule Hannover,
Zentrum für Anästhesiologie,
Konstanty-Gutschow-Str. 8,
D-3000 Hannover 61

Schäfer, H. G., Dr. med.
Dept. für Anästhesiologie der Universität,
Kantonsspital Basel,
CH-4031 Basel

Schäffer, J., Priv.-Doz. Dr. med.
Medizinische Hochschule Hannover,
Zentrum für Anästhesiologie,
Konstanty-Gutschow-Str. 8,
D-3000 Hannover 61

Taeger, K., Prof. Dr. med.
Institut für Anästhesiologie der Ludwig-
Maximilians-Universität München,
Klinikum Großhadern, Marchioninistr. 15,
D-8000 München 70

Unertl, K., Prof. Dr. med.
Institut für Anästhesiologie der Ludwig-
Maximilians-Universität München,
Klinikum Großhadern, Marchioninistr. 15,
D-8000 München 70

Usadel, K. H., Prof. Dr. med.
II. Medizinische Klinik, Klinikum
Mannheim der Universität Heidelberg,
Theodor-Kutzer-Ufer,
D-6800 Mannheim 1

Zaune, U., Dr. med.,
Kommissarischer Direktor
Institut für Anästhesie,
Klinikum Nürnberg,
Flurstr. 17, D-8500 Nürnberg 90

Herz-Kreislauf-Veränderungen im Alter

M. Albrecht

Die Anzahl sehr alter Patienten hat in den letzten Jahren laufend zugenommen und wird sich in Zukunft noch rascher erhöhen. Selbst bei vorsichtigen Schätzungen werden alte Risikopatienten einen zunehmend hohen Stellenwert in der gesamten perioperativen Versorgung einnehmen. Nach dem Current Population Report von 1984 [20] werden in den USA im Jahr 2000 1901000 90jährige und ältere Bürger leben. Dies bedeutet in dem Zeitraum von 1980 bis zum Jahr 2000 eine 236%ige Erhöhung des Anteils dieser sehr alten Patienten. In einer Statistik, herausgegeben 1986 vom National Center of Health-Statistics [13, 14] wird dabei auch prognostiziert, daß 40% aller 80jährigen symptomatische kardiovaskuläre Erkrankungen haben werden, wovon 18% auf einer koronaren Herzerkrankung beruhen. Daraus lassen sich zwei Folgerungen ableiten: einmal erhöht sich der Anteil der alten und sehr alten Patienten, die wir in Zukunft zu erwarten haben und zum anderen wird ein großer Teil dieser Patienten an kardiovaskulären Erkrankungen leiden. Die Frage, die sich grundsätzlich stellt, ist, ob alte Patienten an sich ein erhöhtes anästhesiologisches Risiko haben, oder ob nur die mit dem Alter zunehmende Wahrscheinlichkeit von Begleiterkrankungen, v. a. des kardiovaskulären Systems, die Häufigkeit von perioperativen Komplikationen bestimmt.

Bei der Festlegung der Altersgrenze, ab der Patienten als alt zu bezeichnen ist, tauchen jedoch Probleme auf. Es ist nicht nur aus der täglichen klinischen Routine evident, daß biologisches und kalendarisches Alter relativ häufig sehr weit differieren, es wird auch in einer Vielzahl von klinischen und experimentellen Studien keine einheitliche Definition für die Bezeichnung „alter Patient" verwendet. Die Weltgesundheitsorganisation definierte im Jahr 1963 Patienten, die über 65 Jahre alt waren, als alt. In einer Reihe von Untersuchungen [12, 15, 16, 17, 19] wird die Grenze willkürlich bei einem kalendarischen Alter von etwa 60 Jahren gezogen. In letzter Zeit häufen sich klinische Untersuchungen, bei denen Patienten dargestellt werden, die über 80 oder 90 Jahre alt sind [6]. Festzuhalten bleibt, daß eine willkürliche kalendarische Altersgrenzenfestlegung nicht unbedingt zu statistisch faßbaren Ergebnissen führen muß und vor allen Dingen auch nicht anzunehmen ist, daß ab dieser Altersgrenze sich das Risiko mit zunehmendem Alter automatisch immer weiter erhöht. Besonders fraglich erscheint dies v. a. in bezug auf die kardiovaskuläre Leistungsfähigkeit.

Eine seit langem bekannte Tatsache ist, daß mit zunehmendem Alter der Blutdruck von Männern im Durchschnitt ansteigt. Dies gilt sowohl für den systolischen als auch für den diastolischen Druckwert. Hierzu gibt es eine Vielzahl von epidemiologischen Untersuchungen, v. a. was die Auswirkungen dieses erhöhten Blutdruckes auf die gesamte Herz-Kreislauf-Funktion anbetrifft. Es läßt sich zeigen, daß es etwa ab dem 40./50. Lebensjahr zu einer Zunahme, insbesondere der systolischen Druckwerte kommt [7]. Die Ursache dieser erhöhten arteriellen Blutdruckwerte ist vielfältiger Natur. Eine große Rolle spielen – wenn nicht endokrinologische und renale Grunderkrankungen zugrunde liegen – die Veränderungen der Wandeigenschaften der blutdruckregulierenden Arteriolen sowie die abnehmende Elastizität der großen Arterien. Eine sich unter Hypertonie mit zunehmendem Alter entwickelnde Mikroangiopathie, ohne gleichzeitiges Vorliegen einer diabetischen Erkrankung, sowie deren entsprechender Organmanifestationen korreliert dabei weniger mit dem Alter an sich, als mit dem Ausmaß und der Dauer der hypertonen Grunderkrankung und v. a. mit zusätzlichen Risikofaktoren wie Adipositas, Hyperlipidämie und Nikotinabusus [8]. Aus den zunehmenden Blutdruckwerten im höheren Alter läßt sich noch nicht alleine ein höheres perioperatives Risiko ableiten. Es gibt in der neueren Literatur sogar Hinweise, daß ab einem gewissen Alter höhere Blutdruckwerte mit einer längeren Überlebenszeit korrelieren [11]. Einleuchtend ist jedoch, daß ein erhöhter Blutdruck und damit ein erhöhter peripherer Widerstand Auswirkungen auf die kardiale Funktion haben kann. Betrachtet man hierzu die in der Literatur vielfältigen Hinweise, sowohl aus klinischen Untersuchungen als auch aus rein pathologisch anatomischen Studien, nämlich daß die Herzauswurfleistung mit zunehmenden Alter kontinuierlich abnimmt, ließe sich daraus schließen, daß ein zusätzlicher erhöhter peripherer Widerstand die kardiale Leistungsfähigkeit zusätzlich beeinträchtigt. Hypertonie, v. a. jedoch die damit vergesellschaftete abnehmende kardiale Auswurfleistung, sowie die eingeschränkte Koronarreserve [2, 19] solcher Patienten stellt auf jeden Fall einen Risikofaktor für Operation und Anästhesie dar. In einer Untersuchung von Schmucker u. Unertl [16] an über 2000 Patienten hat sich eindeutig zeigen lassen, daß diese kardiovaskulären Vorerkrankungen mit zunehmendem Alter auch häufiger auftreten. Legt man die Altersgrenze – wie in dieser Studie – bei 59 Jahren fest, so zeigt sich, daß die Häufigkeit einer Herzinsuffizienz von etwa 10% bei unter 59jährigen auf ca. 55% bei über 59jährigen sprunghaft ansteigt (Abb. 1). Ähnliche Zahlen gelten auch für die koronare Herzerkrankung und für die Häufigkeit von Arhythmien. Betrachtet man die Herzerkrankungen insgesamt, so ist die Häufigkeit bei über 59jährigen in etwa 5mal so hoch, wie bei unter 59jährigen. Diese Verhältnisse werden in einer Reihe von ähnlichen Studien [12, 15, 19] bestätigt. Berücksichtigt man jedoch sehr alte Patienten von z. B. über 90 Jahren wie in der Untersuchung von Hosking [6], so entsteht der Eindruck, daß hier die Häufigkeit kardiovaskulärer Erkrankungen wieder niedriger liegt. In dieser Studie z. B. tritt an über 700 90jährigen und älteren die koronare Herzerkrankung nur noch bei ca. 17% auf (Abb. 2). Dies läßt sich daraus erklären, daß schwere kardiovaskuläre Erkrankungen, zu denen die koronare Herzerkrankung gehört, mit hoher Wahrscheinlichkeit bereits vor dem Erreichen solcher Altersstufen zum Tode geführt haben. Dies zeigt aber auch, daß eine pauschale Behandlung sog. alter Patienten, was die Zunahme des kardiovaskulären Risikos mit zunehmendem Alter anbetrifft, unschlüssig ist.

Generell lassen sich 4 Hauptgruppen von relevanten hämodynamischen Vorerkrankungen alter Patienten festhalten: Alle Arten von Arhythmien, Hypertonus und entsprechender Organmanifestationen, die koronare Herzerkrankung mit ihren verschiedenen Schweregraden bis hin zum Zustand nach einem oder mehreren

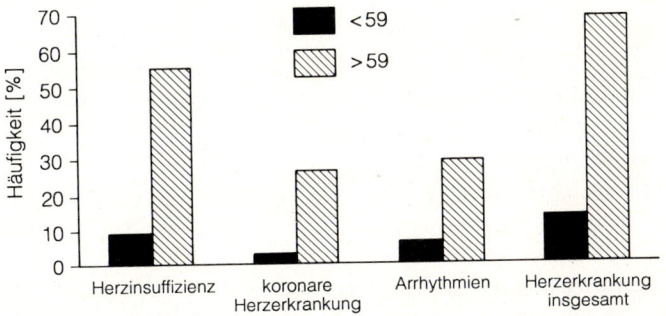

Abb. 1. Prospektive Studie bei 2049 operativ behandelten Patienten: prozentuale Häufigkeit kardiovaskulärer Vorerkrankungen in Abhängigkeit vom Alter. (Aus [16])

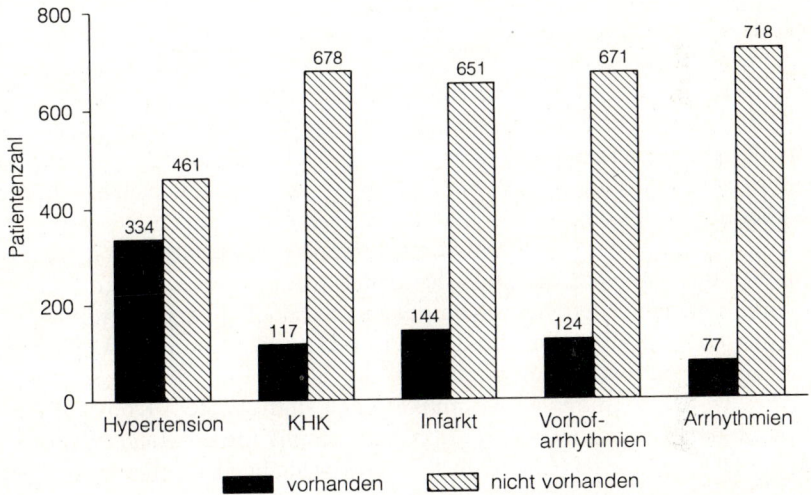

Abb. 2. Häufigkeit kardiovaskulärer Erkrankungen bei über 90jährigen. (Mod. nach Hosking et al. [6])

Infarkten, sowie die Myokardinsuffizienz eines oder beider Ventrikel. Aufgrund der bisher dargestellten Überlegungen ist bekannt, daß die angesprochenen kardiovaskulären Erkrankungen in höherem Alter häufiger auftreten, wobei eine direkte lineare Zunahme mit zunehmendem Alter jedoch nicht gegeben ist. Relevant für die Abschätzung des Risikos und v. a. zur Beantwortung der Frage, ob alte Patienten generell anders zu behandeln sind als jüngere, müssen außerdem schwere kardiovaskuläre Erkrankungen von rein altersbedingten physiologischen Veränderungen abgegrenzt werden. In einer großen Zahl von Untersuchungen [1, 3, 4, 5, 21] z. T. unter standardisierten tierexperimentellen Bedingungen, hat sich zeigen lassen, daß es zu relativ gut quantifizierbaren altersphysiologischen Veränderung, v. a. der Kardiodynamik kommt.

Folgende Veränderungen treten dabei auf [3, 5, 21]:

- Kontraktions- und Erschlaffungszeit verlängert, Perfusionszeit verkürzt;
- erhöhte periphere Drücke, erhöhte Wandspannung;
- schlechtere O_2-Utilisation;
- pathologisch-anatomische Veränderungen;
- vermehrt pathologische „wall motions";
- verminderte Antwort auf sympathotone Reize.

Zum Beispiel entsteht ein verändertes Verhältnis der Kontraktions- und Erschlaffungszeit, zusammen mit einer verkürzten Perfusionszeit auch an nicht organisch erkrankten Altersherzen. Eine nicht genau quantifizierbare schlechtere O_2-Utilisation in den Myokardzellen, rein pathologisch-anatomische Veränderungen wie zunehmende Fetteinlagerungen v. a. im Bereich des Reizleitungssystems sowie eine zunehmende Anzahl von pathologischen „wall motions" sind für das Altersherz beschrieben. Die verminderte Reizantwort auf sympatikotone Stimulation wird zusätzlich vielfach zitiert [10]. Das Ausmaß dieser Veränderungen wird in der Literatur unterschiedlich angegeben, liegt aber offensichtlich unter den entsprechenden Veränderungen, die durch eine direkte Erkrankung, z. B. des Koronarsystems bedingt wären. Die Funktionsbeeinträchtigung liegt daher, wenn keine zusätzlichen manifesten Herzerkrankungen vorliegen, auch bei älteren Patienten im Rahmen der biologischen Streuung und bedingt nicht an sich schon ein erhöhtes Risiko. Unberührt bleibt davon, daß manifeste Herzerkrankungen, wie z. B. die koronare Herzerkrankung das perioperative Risiko stark erhöhen und damit v. a. Patienten im Bereich des sog. Pensionsalters, bei denen solche Erkrankungen häufiger klinisch manifest werden, ein höheres Komplikationsrisiko haben. Die erhöhte perioperative Mortalität von Patienten mit koronarer Herzerkrankung z. B. [9, 19] ist daher vielfältig belegt und unbestritten.

Neben den pulmonalen Komplikationen sind die Herz-Kreislauf-Komplikationen mit die häufigste Ursache der Gesamtkomplikationen. In der Untersuchung von Schmucker u. Unertl [16] sind die lebensbedrohlichen Komplikationen bei Patienten über 59 Jahren nahezu 4mal so häufig und beruhen v. a. auf der Vervierfachung der Herz-Kreislauf-Komplikationen. In diesem Zusammenhang zeigt sich jedoch, daß sehr alte Patienten, was die Überlebenszeit nach einem elektiven Eingriff anbetrifft, – bezüglich der kardiovaskulären Erkrankungen – sich zumindest statisch anders verhalten. Hosking hat in seiner Auflistung gezeigt [6], daß die 30-Tage-, 1-Jahres- und 5-Jahres-Überlebenszeit bei über 90jährigen unabhängig davon war, ob Hypertonus, koronare Herzerkrankungen oder bereits Myokardinfarkte vorlagen (Abb. 3).

Entscheidend für die anästhesiologische Betreuung alter Patienten ist, im Bezug auf das kardiovaskuläre System, zusammenfassend folgendes:

Generell nimmt die Häufigkeit von schwerwiegenden kardiovaskulären Erkrankungen im Alter zu. Komplikationen kardiovaskulärer Art sind in bezug auf das Gesamtrisiko hauptsächlich entscheidend. Die rein altersbedingten physiologischen Veränderungen sind ohne gleichzeitige manifeste Organerkrankung nicht ausreichend, um das Risiko generell zu erhöhen. Sehr alte Patienten haben das hohe Lebensalter erreicht, weil gerade sie keine schwerwiegenden manifesten kardialen

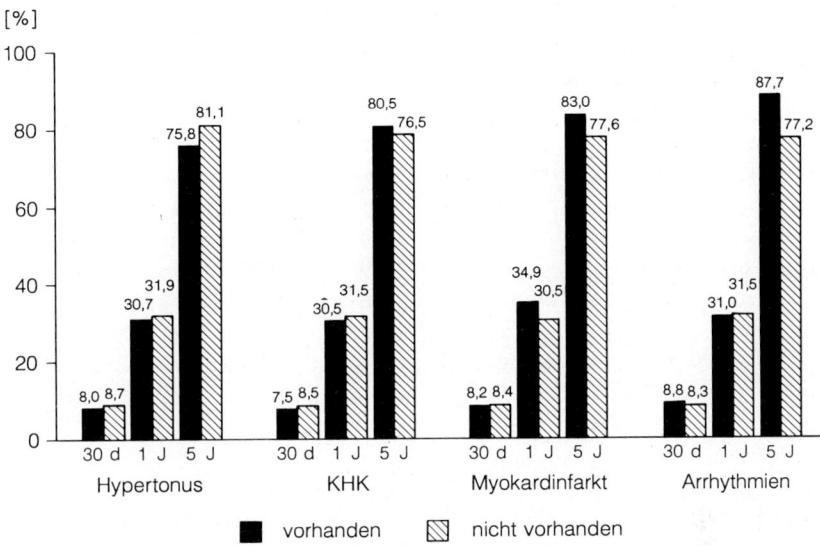

Abb. 3. Mortalität von über 90jährigen Patienten (30-Tage-, 1-Jahres-, 5-Jahres-Mortalität) in Abhängigkeit von kardiovaskulären Vorerkrankungen. (Mod. nach Hosking et al. [6])

Erkrankungen haben. Das gesamte perioperative Risiko ergibt sich somit auch bei alten Patienten aus der Summe und dem Ausmaß der Vorerkrankungen sowie den zusätzlichen perioperativen Belastungssituationen. Daraus ist zu folgern, daß die präoperative Befunderhebung sich grundsätzlich bei jüngeren und alten Patienten nicht voneinander unterscheidet, daß jedoch wegen der zunehmenden Anzahl von kardiovaskulären Vorerkrankungen bei älteren Patienten verstärkt nach diesen gesucht werden muß. Die Wahrscheinlichkeit einer manifesten Herz-Kreislauf-Erkrankung liegt hier höher.

Bei der Beurteilung dieser kardiovaskulären Leistungsfähigkeit stellen sich im Rahmen der präoperativen Voruntersuchung, bei Fehlen entsprechender Vorbefunde, gewisse Probleme. Die präoperative Befunderhebung durch den Anästhesisten ist relativ eingeschränkt und erfaßt hauptsächlich nichtinvasive Verfahren wie das EKG, die Blutdruckmessung sowie die klinische Abschätzung der Füllungsdrucke und v. a. die Erfassung der kardialen Belastungsfähigkeit durch eine ausgedehnte und speziell hierauf abzielende Anamnese. Im Rahmen des invasiven Monitorings läßt sich prä- und intraoperativ zusätzlich eine Reihe von Parametern, z. B. die Messung der rechts- und linksventrikulären Füllungsdrucke, der Herzauswurfleistung, der Ejektionsfraktion und die Erfassung einer beeinträchtigten Kardiodynamik durch bildgebende Verfahren, erheben. Das Problem, das sich hierbei jedoch stellt, ist die schwierige Beurteilung von sog. Ruhewerten. Sind schwere Beeinträchtigungen durch z. B. eine koronare Herzerkrankung oder eine manifeste Herzinsuffizienz nicht schon neben den erhobenen nichtinvasiven und invasiven Hämodynamikparametern klinisch evident, so zeigt sich häufig, daß die eingeschränkte Leistungsfähigkeit kardiovaskulärer Art des älteren Patienten, v. a. unter Belastungssituationen, nicht aus Ruhewerten abschätzbar ist. Am klinischen Beispiel läßt sich demonstrieren, daß als „normal" geltende Werte des pulmonalkapillären Verschlußdruckes (PCWP), des zentralvenösen Druckes (ZVD), sowie der rechts-ventrikulären Ejektionsfraktion (RVEF) erst nach einer Volumenbeladung ihre typischen „Entgleisungen" in Richtung pathologische Werte entwickeln und damit die eingeschränkte Leistungsfähigkeit dieses Patienten beweisen. Erst die Beurteilung von Hämodynamikparametern, dynamisch, unter einer möglichst standardisierten Belastungssituation zeigen die reale Leistungsfähigkeit des Herz-Kreislauf-Systems von alten Patienten an. Dies ist besonders dann zu bedenken, wenn ein optimales perioperatives Monitoring eine suffiziente Führung des alten Patienten durch große operative Eingriffe gewährleisten soll. In einer eigenen Untersuchung an 79 Patienten mit großen Gefäßeingriffen im Alter von 52–94 Jahren konnten wir z. B. zeigen, daß keine Abhängigkeit von Hämodynamikparametern zum Lebensalter nachweisbar waren.

Es wurden untersucht:

- insgesamt 79 Patienten:
  Drücke (arterielle Drücke, pulmonalarterielle Drücke,
  links- und rechts- ventrikuläre Füllungsdrücke),
  Herzzeitvolumen (HZV),
  gemischtvenöse Sättigung (SVO$_2$)
- davon 18 Patienten:
  Plasmavolumen (PV),
  Ejektionsfraktion (RVEF)

Es bestanden:

1. Keine Abhängigkeit von:
   - Drücken
   - HZV
   - SVO$_2$
   - (PV)
   - RVEF
2. Abhängigkeit zu:
   - koronarer Herzerkrankung
   - Myokardinsuffizienz
   - Organerkrankungen
3. Korrelation zu operativem Verlauf von:
   - SVO$_2$
   - RVEF
   - Drücken/HZV

Typische Konstellationen der erfaßten Parameter ergaben sich bei manifesten Herz-Kreislauf-Erkrankungen und in Abhängigkeit zum operativen Verlauf. Starke intraoperative Blutverluste, das Abklemmen der Aorta oder eine massive Volumen-substitution korrelierten mit dem hämodynamischen Monitoring und zeigten erst dann die eingeschränkte kardiale Leistungsfähigkeit des alten Patienten auf.

Daraus ergeben sich im Bezug auf das Herz-Kreislauf-System folgende Konsequenzen und Folgerungen für die Betreuung alter Patienten:

Das zunehmende Alter bestimmt Art und Häufigkeit kardiovaskulärer Komplikationen nur durch den Anstieg der Morbidität, nicht durch die eher als gering einzuschätzenden altersphysiologischen Veränderungen. Die präoperativen Hämodynamikmeßwerte und v. a. die klinische Einschätzung des Patienten aufgrund der kardialen Leistungsfähigkeit unter Belastung bestimmt die Art und das Ausmaß des Montorings. Bei nicht evidenten organischen Herzerkrankungen ist die Erfassung der Veränderung der erhobenen Hämodynamikparameter unter einer standardisierten Belastung auf jeden Fall aussagekräftiger als Ruhewerte und erlaubt eine bessere Betreuung des Patienten.

Zusätzlich läßt sich einschränkend sagen, daß in bezug auf die kardiovaskulären Komplikationen eine Unterscheidung in alte und sehr alte Patienten notwendig ist. Die Möglichkeit kardiovaskulärer Komplikationen im Rahmen der perioperativen Betreuung scheint in der Patientengruppe in sog. Pensionsalter etwa von 55–65 Jahren häufiger und kritischer zu sein. Sehr alte Patienten sind, was ihre kardiovaskuläre Leistungsfähigkeit anbetrifft, aufgrund der stattgefundenen Selektion weniger häufig von echten organischen Herzerkrankungen betroffen. Die bei diesen Patienten physiologisch eingeschränkte kardiovaskuläre Belastungsfähigkeit, die aufgrund des niedrigen „peripheren Bedarfs" im hohen Alter klinisch geringere Bedeutung hat, läßt sich aufgrund eines adaptierten Monitorings unter Ausschöpfung aller Möglichkeiten relativ sicher beherrschen.

Literatur

1. Brandfonbrenner M, LauBonne M, Shock NW (1955) Changes in cardiac output with age. Circulation 12:557–566
2. Caird FI, Kennedy RD (1976) Epidemiology of heart disease in old age. In: Caird FI, Dall LC, Kennedy RD (eds) Cardiology in old age. Plenum, New York London, pp 1–9
3. Coath A (1984) Physiologic processes of aging in the cardiovascular system. In: Krechel I, Wilson S (eds) Anesthesia and the geriatric patient. Grune & Stratton, New York, pp 11–21
4. Cornwell GG, Westermark P (1980) Senile amyloidosis: a protean manifestation of the aging process. J Clin Pathol 33:1146–1152
5. Harris R (ed) (1970) The management of geriatric cardiovascular disease. Lippincott, Philadelphia
6. Hosking MP, Warner MA, Lobdell CM, Otford CP, Melton LJ (1989) Outcomes of surgery in patients 90 years of age and older. JAMA 261/13:1909–1915
7. Kamsel WB (1986) Prevalence, incidence and hazards of hypertension in the elderly. Am Heart J 112:1362–1363
8. Kennedy RD (1982) Epidemiology of heart disease, high blood pressure and cardiovascular disease. In: Platt D (ed) Geriatrics, vol 1. Springer, Berlin Heidelberg New York, pp 3–20
9. Kennedy RO, Andrews GR, Caird FI (1977) Ischemic heart disease in the elderly. Br Heart J 39:1121–1127
10. Lakatta E, Gerstenblith G, Myelt R (1975) Diminished inotropic response of aged myocardium to catecholamines. Circ Res 36:262–269
11. Langer RD, Gariats TG, Barrett-Connor E (1989) Paradoxical survival of elderly men with high blood pressure. Br Med J 298:1356–1358
12. Lauven PM, Stoeckel H, Ebeling BJ (1990) Perioperative Morbidität und Mortalität geriatrischer Patienten. Anaesth Intensivther Notfallmed 25:3–9

13. National Center for Health Statistics (1986) National health interview survey 1983–1985. Hyattsville/MD
14. National Center for Health Statistics (1985) National nursing home survey 1983–1985. Hyattsville/MD
15. Osswald PM, Meier C, Schmegg B, Hartung H-J (1987) Komplikationen der Anaesthesie bei Patienten im höheren Lebensalter. Anaesthesist 36:292–300
16. Schmucker P, Unertl K, Schmitz E (1984) Das physiologische Profil des fortgeschrittenen Lebensalters. Anaesth Intensivmed 25:173–179
17. Schmucker P, Unertl K (1990) Epidemiologie des Alters aus anaesthesiologischer Sicht. Anaesth Intensivmed 31:8–13
18. Strauer BE (1983) Das Hochdruckherz. Springer, Berlin Heidelberg New York Tokyo
19. Unertl K, Wroblewski H, Glükher S, Heinrich G, Rauch M, Peter K (1985) Das Risiko in der Anaesthesie. Münch Med Wochenschr 127/23:609–612
20. US Dep. of Commerce, Bureau of the Census (1984) Projections of the population of the United States by age, sex and race: 1983 to 2080. Current Population Reports, Population Estimates, and Projection Series No 952 (Table 6 middle serie estimate). Washington, p 25
21. Weisfeldt ML (ed) (1980) Left ventricular function in the aging heart. The aging heart. Raven, New York, pp 297–316

Physiologische Besonderheiten der Atmung im Alter

P. Kohler

Der prozentuale Anteil älterer Patienten an der Gesamtbevölkerung steigt in den letzten Jahren. Nur durch das Alter bedingte Einschränkungen von Indikationen zu schweren Operationen sind nicht mehr gegeben. Somit werden Anästhesie und Intensivmedizin in zunehmenden Maße mit dem Problem konfrontiert, betagte Menschen nach schweren Eingriffen oder schweren Erkrankungen zu physiologischen Verhältnissen zurückzuführen. Die Funktionen der lebenswichtigen Organsysteme sind bei diesen Patienten wegen pathologisch-anatomischer Veränderungen häufig eingeschränkt. Auch die Lunge unterliegt einem Alterungsprozeß. Somit kommt es zu Veränderungen pulmonaler Teilfunktionen, was unter anderem Respiratortherapie und Entwöhnung von der maschinellen Beatmung erschwert.

Wodurch ist die Lunge im Alter verändert?

Die Lunge ist verändert durch:

1) vorhergegangene pulmonale Erkrankungen,
2) extrapulmonale Erkrankungen,
3) veränderten Abwehrmechanismus,
4) exogene Noxen,
5) morphologische Veränderungen.

1) Die häufigsten *pulmonalen Erkrankungen* sind Tbc und andere entzündliche Vorgänge, Neoplasien, deren Häufigkeit im Alter zunimmt und die chronisch-obstruktive Lungenerkrankung als eine typische Alterserkrankung. Sie ist verbunden mit Atemwegsobstruktion, chronischer Bronchitis und oftmals begleitendem Emphysem. Im Verlauf von chronischen Bronchitiden kommt es zur ständigen Freisetzung von Histamin und Mediatoren aus dem Arachidonsäuremetabolismus und chemotaktischen Reizen für Leukozyten. Das Gleichgewicht zwischen Proteasen und Proteaseinhibitoren ist zugunsten der Proteasen verschoben [13].
Dies führt zu einer geschädigten Altersschleimhaut. Oftmals wird dieser Prozeß durch einen altersbedingten Alpha-1-Antitrypsinmangel unterhalten, da dieses in der Leber gebildete Glykoprotein normalerweise Proteasen und Enzyme bakteriellen Urspungs hemmt.
Reflektorische Bronchokonstriktion mündet in Obstruktion mit oder ohne Emphysem. Allergien und kindliche Lungenerkrankungen beeinflussen ebenfalls auf Dauer die Lungenfunktion.

Durch die chronisch-obstruktive Lungenerkrankung rücken Atemwegserkrankungen an die Spitze der Todesursachen von Patienten über 65 Jahren mit einer Häufigkeit von 10%, wenn sie mit purulenter Bronchitis und Pneumonie vergesellschaftet ist [16].

2) Zu den wesentlichen *extrapulmonalen Erkrankungen,* die sich auf das Organ Lunge auswirken, zählt die akute oder chronische Insuffizienz des linken Herzens. Auch erworbene oder angeborene Vitien können zu abnormen Druck- und Widerstandsverhalten im kleinen Kreislauf führen. Ein Lungenstau hat eine verminderte Compliance der Lunge zur Folge, die Strömungswiderstände in den Atemwegen steigen, und es besteht die Gefahr der Entwicklung eines Lungenödems.

3) Eine *veränderte Abwehrlage* im Alter spiegelt sich wider in Atrophien, Metaplasien und Schleimhautdefekten. Zilienmotilität und sekretorische Leistung sind gestört [13]. Die T-Zell-abhängige Immunreaktion ist herabgesetzt. Die Involution und bindegewebige Umwandlung des Thymus setzt mit dem 45. Lebensjahr ein, das führt zur mangelhaften Ausreifung immunkompetenter Effektorzellen [16]. Bei der Therapie von Infektionen führen veränderte pharmakokinetische Gegebenheiten zu höherer Empfindlichkeit gegenüber den Nebenwirkungen von Antibiotika.

4) Da die Lunge mit einer 70–80 m² großen Oberfläche ein ganzes Leben lang inneres Milieu von äußerem trennt, ist sie somit dauerhaft vielen *exogenen Noxen* ausgesetzt [13]. Neben berufsbedingten Expositionen ist hier das Rauchen von Bedeutung.

5) Während des Alterungsprozesses erfährt die Lunge nach Levitzky [5] zahlreiche *Veränderungen ihrer Morphologie:*

- erweitere Alveolargänge und Bronchiolen
- Alveolaroberfläche ▼
- interalveoläre Fenster ▲
- elastische Fasern ▼
- Surfactant ▼
- Pulmonalarteriendicke ▲
- pulmonalkapilläres Blutvolumen ▼
- Bronchialknorpel kalzifizieren
- Rippenknorpel kalzifizieren
- WS-Veränderungen
- Kraft der Atemmuskulatur ▼

Alveolargänge und Bronchiolen erweitern sich auf Kosten der sie umgebenden Alveolen.

Die alveoläre Oberfläche nimmt mit dem Alter ab. Unklar ist, ob dies durch Abnahme der Anzahl an Alveolarsepten oder aufgrund veränderter Alveolarkonfiguration geschieht.

Anzahl und Größe interalveolärer Fenster steigen mit dem Alter. Dies geht einher mit dem Verlust elastischer Fasern in der Alveolarwand, die für stützende und stabilisierende Zugkräfte auf die Alveolen verantwortlich sind. Daraus resultiert eine erhöhte Dehnbarkeit und erniedrigte Retraktionskraft der Lunge.

Eine altersabhängige Veränderung der Zusammensetzung und Synthese des Surfactant wird diskutiert.

Intima und Media der Pulmonalarterien nehmen an Dicke zu. Durch die damit verbundene herabgesetzte vaskuläre Elastizität ist das Widerstandsverhalten im kleinen Kreislauf dergestalt verändert, daß bei Belastung inadäquate Reaktionen auftreten können. Das pulmonal-kapilläre Blutvolumen ist durch Verlust oder geänderte Konfiguration perfundierter Areale um die Alveolen erniedrigt. Ebenso kann dafür ein erniedrigter Herzindex des älteren Menschen verantwortlich sein.

Bronchialknorpel und Rippenknorpel kalzifizieren. Letzteres führt zur herabgesetzten Mobilität und Compliance des Thorax. Damit wird die Thoraxwand steifer. Die Wirbelzwischenräume werden kleiner, die Kyphose nimmt zu. Der kraniokaudale Durchmesser des Thorax nimmt ab, der antero-posteriore Durchmesser zu.

Die Kraft der Atemmuskulatur nimmt ab.

Was bedeutet dies für die Lungenfunktion?

Es kommt zu Veränderungen der *Lungenvolumina und -kapazitäten* (Abb. 1). Die Totalkapazität als Gesamtheit aller Lungenvolumina nimmt ab. Korreliert man sie jedoch mit der Körpergröße, bleibt sie konstant, weil der Mensch kleiner wird [6, 8]. Residualvolumen und exspiratorisches Reservevolumen bilden die funktionelle Residualkapazität (FRC). Sie repräsentiert den Gleichgewichtszustand zwischen Rückstellkraft der Lungen intrathorakal und Rückstellkraft der Thoraxwand [10]. Funktionell stellt die FRC einen Kapazitätspuffer dar, der starke atemzyklische Schwankungen der alveolären und arteriellen O_2-Partialdrücke und CO_2-Partialdrücke verhindert und somit eine relativ gleichmäßigen Gasaustausch gewährleistet. Die erhöhte Compliance und erniedrigte Retraktionskraft der Lunge entgegen einer erhöhten Rückstellkraft des Thorax führen zur FRC-Zunahme [5, 6]. Das Residualvolumen steigt wegen verminderter Kraft der exspiratorischen Muskula-

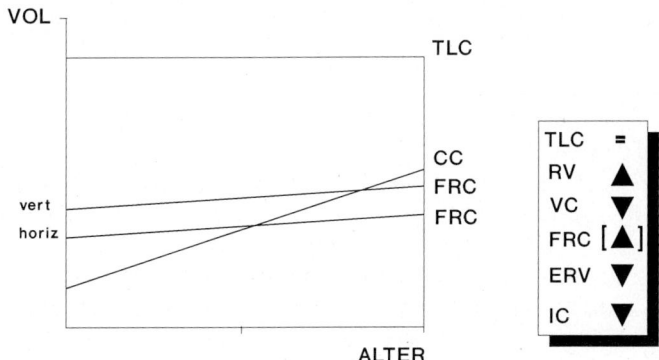

Abb. 1. Veränderung der Lungenvolumina und -kapazitäten

tur, und dies stärker als die FRC. Vitalkapazität, inspiratorische Kapazität und exspiratorisches Reservevolumen verändern sich konsekutiv bei gleichbleibender Totalkapazität.

Steigt die FRC im Alter zwar diskret an, ist dies klinisch jedoch nicht relevant. Entscheidend ist dagegen die Lagerung und somit die Stellung des Diaphragmas. So verringert sich die funktionelle Residualkapazität allein schon im Liegen durch Verschiebung des Diaphragmas. Weitere einschränkende Faktoren sind Muskelschwäche, veränderte Thoraxform und Adipositas [1, 4].

Die Atemmechanik verändert sich ebenfalls:

– Retraktionskraft der Lunge ▼
– statische Compliance ▲
– dynamische Compliance ▼
– Compliance der Thoraxwand ▼
– CC und CV ▲

Die statische Compliance nimmt durch herabgesetzte Retraktionskraft der Lunge zu [7, 12]. Die Compliance der Thoraxwand nimmt aufgrund der Kalzifizierung und Formveränderung ab. Die „closing capacity" besteht aus Residualvolumen und „closing volume". Sie bezeichnet dasjenige Lungenvolumen, bei dem die kleinen Luftwege beginnen, sich während forcierter Exspiration zu verschließen. Diesen Zeitpunkt bezeichnet man als „airway closure". Aufgrund der sich im Alter verändernden elastischen Zugkräfte und Stützfunktionen werden die kleinen Luftwege gegenüber Drucken von außen labil und kollabieren eher. Sie schließen dann ein Gasvolumen in den Alveolen hinter sich ein, man nennt dies „gas trapping". In den Arealen mit eingeschlossenem Gasvolumen kommt es zum Mißverhältnis zwischen Ventilation und Durchblutung (VA/Q), also zu einer verminderten Ventilation im Verhältnis zur Durchblutung [1, 3]. Der transpulmonale Druck ist die treibende Kraft für die Dehnung der terminalen Luftwege und wird definiert als Differenz aus dem Druck in den Luftwegen, der bei geöffneter Glottis dem Atmosphärendruck entspricht und dem Druck im Pleuraspalt [3]. In den abhängenden Partien ist der intrapleurale Druck weniger negativ als in den oberen Thoraxarealen aufgrund des Eigengewichts der Lunge. Daher kommt es vornehmlich in den abhängenden Lungenarealen zu verminderter Ventilation im Verhältnis zur Durchblutung.

Das bedeutet für das Alter: Da das „closing volume" altersabhängig und die FRC im wesentlichen lageabhängige ist, entspricht die „closing capacity" der FRC – beim stehenden Patienten mit ca. 65 Jahren, bei liegenden Patienten mit ca. 45 Jahren.

Beim alten Menschen besteht im Liegen eine Verschiebung des Verhältnisses FRC/„closing capacity" zugunsten der „closing capacity".

Aufgrund der herabgesetzten Kraft der exspiratorischen Muskulatur, der herabgesetzten Thoraxcompliance und der erhöhten Bereitschaft zum „airway closure", kommt es in Abhängigkeit vom Alter zur deutlichen Reduktion der 1-sec-Kapazität [2, 15].

Daher verändert sich der Gasaustausch:

- p_aO_2 ▼
- A_aDO_2 ▲
- Shunt   ▲
- VA/Q   ▼▲
- alveolarer Totraum   ▼
- p_aCO_2 =

Der p_aO_2 sinkt aufgrund eines gestörten VA/Q-Verhältnisses im Bereich eingeschlossener Luft, aus demselben Grund steigt die alveoloarterielle O_2-Differenz. Neben echten Shunts, also einem VA/Q von Null, gibt es die beschriebenen Mißverhältnisse in abhängenden Lungenpartien. Der alveoläre Totraum nimmt in Bereichen der nichtabhängenden Lungenareale zu, in denen die Perfusion im Vergleich zur Ventilation vermindert ist. Hier wird eine strukturelle Alteration der Pulmonalgefäße diskutiert, die das Ausmaß der physiologischerweise hypoxiebedingten pulmonalen Vasokonstriktion verstärkt. Da CO_2 eine höhere Diffusionskapazität als O_2 besitzt, findet sich beim p_aCO_2 über einen längeren Zeitraum des Lebensalters keine Änderung [5].

Im Alter werden also physiologischerweise Lungenvolumina und Atemmechanik verändert. Eine verminderte alveoläre Oberfläche und Veränderungen der pulmonalen Perfusion führen zu Veränderungen im Gasaustausch (Abb. 2).

Konsequenz

Da die „closing capacity" altersabhängig durch eine Veränderung der Morphologie zunimmt, ist hier ein therapeutisches Eingreifen nicht möglich. Anders ist dies bei der FRC. Hier kann allein durch adäquate Lagerung des Patienten eine Zunahme der FRC und somit Verbesserung der Oxygenierung erreicht werden. Bei schweren Lungenfunktionsstörungen ist jedoch oftmals die maschinelle Beatmung nicht zu vermeiden. Sie interagiert mit der Hämodynamik durch die Umkehr der physiologischen intrathorakalen Druckverhältnisse. Die daraus resultierenden Auswirkungen auf andere Organeinheiten sind besonders beim alten Menschen sehr einschneidend:

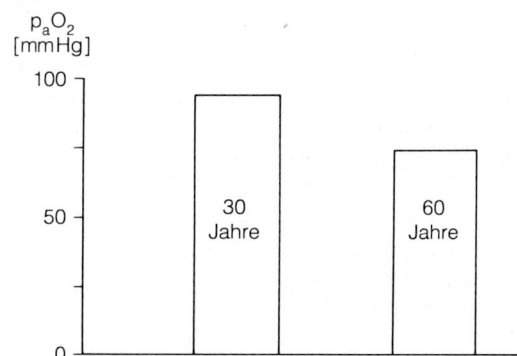

Abb. 2. Veränderungen der p_aO_2 in Alter ($p_aO_2 \approx 109-0{,}43$ mal Lebensalter). (Nach [11])

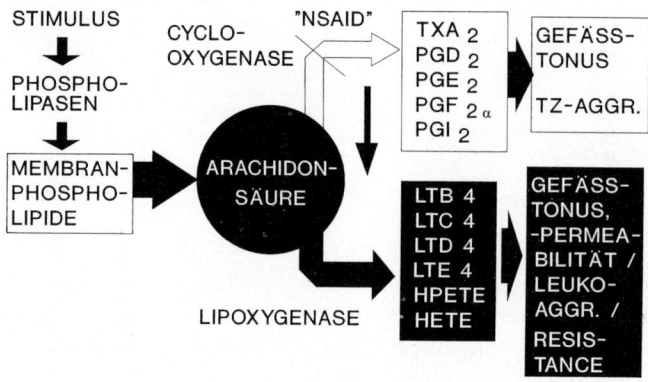

Abb. 3. Arachidonsäure-system. (Nach [9])

Der pulmonal-vaskuläre Widerstand steigt, somit konsekutiv die Nachlast für den rechten Ventrikel, es kommt zum „septum shifting". Der venöse Rückstrom aus dem extrathorakalen Bereich ist reduziert, die Herzkonfiguration ist durch direkte Druckeinwirkung verändert und das neurohumorale System wird beeinflußt.

Die Auswirkungen der PEEP-Beatmung auf die Makrohämodynamik sind:

- PVR ↑
- RV-Afterload ↑
- Septumshifting
- venöser Rückstrom ↓
- Herzkonfiguration
- neurohumorale Faktoren

Venöser Rückstau und verändertes Herzzeitvolumen führen zur Funktionsein-schränkung von Leber und Niere. Diese Auswirkungen sind z. T. bereits schon durch die maschinelle Beatmung per se zu beobachten, besonders ausgeprägt imponieren sie jedoch bei Beatmungsformen, die mit erhöhten intrathorakalen Drucken einhergehen, wie bei Anwendung eines positiv-endexspiratorischen Druckes oder eines umgekehrten Inspirations-Exspirations-Zeitverhältnisses.

Die beim betagten Patienten oftmals bestehende Begleiterkrankungen – beson-ders aus dem rheumatoiden Formenkreis – sind vielfach mit sog. „non steroidal anti-inflammatory drugs" vorbehandelt. Diese greifen unter Umständen in den Arachi-donsäuremetabolismus dergestalt ein, daß bei entsprechender Noxe die Entwicklung eines „adult respiratory distress syndrom" begünstigt werden kann. Viele dieser Medikamente blockieren den Zyclooxygenaseweg und können somit einen Metabo-lismus über den Lipoxygenaseweg begünstigen [9]. Das kann zu erhöhter Permeabili-tät, Leukozytenaggregation und Erhöhung des Atemwegswiderstandes führen (Abb. 3).

Da beim alten Menschen die Abwehr geschwächt ist, wird die Entwicklung einer nosokomialen Pneumonie begünstigt. Die Häufigkeit sekundärer Pneumonien hängt von der Dauer der Respiratortherapie ab (Abb. 4).

Invasives Monitoring der Hämodynamik unter Beatmung birgt zusätzliche Komplikationsmöglichkeiten. Je invasiver jedoch der Beatmungsmodus, desto

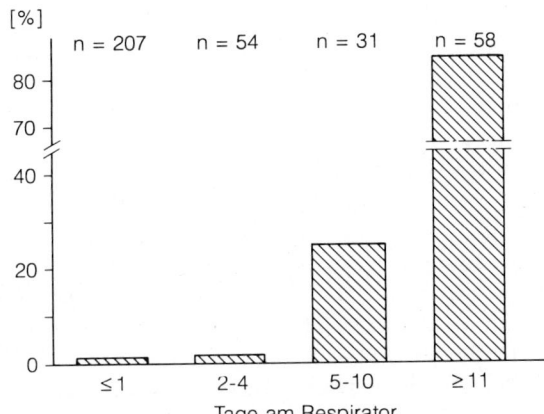

Abb. 4. Relative Häufigkeit sekundärer Pneumonien in Abhängigkeit von der Dauer der Respiratorbehandlung. (Nach [14])

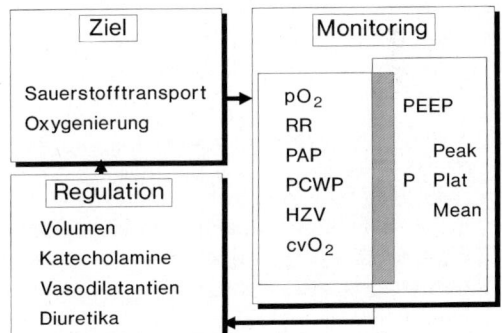

Abb. 5. Monitoring hämodynamischer Veränderung und therapeutischer Gegenregulation unter Beatmung

notwendiger ist die Erfassung von makrohämodynamischen Meßparametern, Veränderungen der Beatmungsdrucke und im Bedarfsfall von Kriterien für die Mikrozirkulation. Nur unter entsprechendem Monitoring ist der Erfolg aller therapeutischen Maßnahmen zu kontrollieren, die auf optimale Transportkapazität und Oxygenierung zielen (Abb. 5).

Die Indikation zur Extubation sollte so früh wie möglich gestellt werden. Die Entwöhnung von der Maschinenbeatmung ist beim alten Patienten erschwert. Besonders Augenmerk in dieser Phase gilt der Vigilanz. Einerseits soll der Patient ausreichend analgesiert und sediert sein, andererseits bedarf es seiner Kooperation. Es ist ein subtiler Weg, der hier beschritten werden muß. Richtige Dosierungen und richtige Präparatwahl können nur individuell erfolgen. Zuwendung, psychische Führung und so viel Orientierungshilfen wie möglich, sind gerade bei diesen Patienten von großer Bedeutung. Dazu gehören u. a. das Verhalten der behandelnden Menschen, die Einhaltung eines Tag-Nacht-Rhythmus in bezug auf die Lichtverhältnisse, eine große Uhr an der Wand vor den Augen des Patienten und Signale aus dem privaten Bereich, wie Bilder von Verwandten, Tonbandgeräten mit vertrauter Musik und ähnliche Attribute. Das deutliche Erklären von Maßnahmen, auch bei scheinbarem Nichtverstehen von seiten des Patienten, erspart oftmals Medikamente. In die Vigilanz gehen auch objektivierbare Symptome ein, so z. B.

Schluck- und Hustenreflex besonders im Zusammenhang auf eine anstehende Extubation. Adäquate Oxygenierung und CO_2-Elimination heißt Anpassung an individuelle Werte, die nach Möglichkeit schon vor der Beatmung dokumentiert sein sollten. Falsche Scheu vor hohen CO_2-Spannungen im arteriellen Blut und Luxusoxygenierung helfen in der Entwöhnungsphase nicht weiter. In der Entwöhnungsphase sind Beatmungsformen wie SIMV mit Druckunterstützung, CPAP, APRV und BIPAP mögliche Schritte, die sukzessiv zur Eigenatmung zurückführen. Mitentscheidend in dieser Phase sind supportive Therapie, wie Physiotherapie und Anwendung von sekretolytischen und betasympathomimetischen Substanzen, adäquate Ernährung und stabile Kreislaufverhältnisse. Nach langer Beatmungsdauer kann die sekundäre Tracheotomie indiziert sein.

Ist der alte Mensch extubiert, muß seiner veränderten Lungenphysiologie durch aufwendige pflegerische Maßnahmen Rechnung getragen werden. Der alte Patient ist auf jede Chance angewiesen, welche die Mobilisation sämtlicher Reserven beinhaltet. In dieser Phase der Rückführung zu physiologischen Verhältnissen entscheidet die Qualität einer Intensivtherapie mit über die Letalität.

Literatur

1. Ackern K van (1987) Gestörte Lungenfunktion unter Narkosebeatmung. In: Lawin P (Hrsg) Aktuelle Aspekte und Trends der respiratorischen Therapie. Springer, Berlin Heidelberg New York Tokyo, S 1–15
2. Burr LM, Phillips KM, Hurst DN (1985) Lung function in the elderly. Thorax 40/1:54–59
3. Finsterer U (1983) Lungenfunktion unter Narkose. Anästh Intensivmed 24:227–287
4. Fowler RW (1985) Ageing and lung function. Age Ageing 14/4:209–215
5. Levitzky MG (1984) Effects of aging on the respiratory system. Physiologist 27/2:102–107
6. Masoro EJ (ed) (1980) CRC handbook of physiology in aging. CRC, Boca Raton/FL, pp 197–227
7. Mittmann C, Edelmann NH, Norris AH, Shock NW (1965) Relationship between chest wall and pulmonary compliance and age. J Appl Physiol 20:1211–1216
8. Muiesan G, Sorbini CA, Grassi V (1971) Respiratory function in the aged. Bull Physiopathol Respir 7:973–1009
9. Neuhof H, Seeger W (1986) Arachidonsäuremetabolismus: Klinische Aspekte in bezug auf die Intensivmedizin. In: Peter K, Lawin P, Jensen U (Hrsg) Aktuelle Aspekte in der Intensivmedizin, Bd 54. Thieme, Stuttgart New York, S 22–31
10. Rahn H, Otis AB, Chadwick LF, Fenn OW (1946) The pressure-volume diagram of the thorax and lung. Am J Physiol 146:161–178
11. Sorbini CA, Grassi V et al. (1968) Arterial oxygen tension in relation to age in healthy subjects. Respiration 25:3
12. Turner JM, Mead J, Wohl ME (1968) Elasticity of human lungs in relation to age. J Appl Physiol 25:664–671
13. Ulmer WT (1984) Lunge und Alter. Internist 25:456–462
14. Unertl K, Ruckdeschel G, Lechner S et al. (1984) Nosokomiale postoperative und posttraumatische Pneumonien. In: Lode H et al. (Hrsg) Aktuelle Aspekte der bakteriellen und nichtbakteriellen Pneumonien. Thieme, Stuttgart New York, S 127–136
15. Whaba WM (1983) Influence of aging on lung function – clinical significance of changes from age twenty. Anesth Analg 62:764–776
16. Wießmann KJ, Dahloff K, Schultek T, Mansky T (1987) Zur Therapie pneumologischer Erkrankungen im Alter. Z Gerontol 20:17–22

Physiologische Besonderheiten des Zentralnervensystems beim alten Menschen

C. Kessler, M. Albrecht, R. Busack, M. von Maravic

Einleitung

Der Anstieg der durchschnittlichen Lebenserwartung in den westlichen Ländern rückt immer mehr den alten Patienten in den Mittelpunkt des ärztlichen Interesses. Bei der Indikationsstellung zu großen chirurgischen Eingriffen stellt sich häufig die Frage, ob eine gestörte zerebrale Funktion mit einem erhöhten Narkoserisiko für den Patienten verbunden ist.

Grundsätzlich muß zwischen normalen und pathologischen Alterungsprozessen unterschieden werden. Abbildung 1a zeigt die computertomographische Aufnahme des Gehirns eines 38jährigen, neurologisch gesunden Mannes. Zu sehen sind enge Ventrikel und nur ganz vereinzelte Hirnfurchen. Im Vergleich hierzu zeigt das Gehirn eines ebenfalls neurologisch gesunden 75jährigen (Abb. 1b) deutliche Atrophiezeichen mit verplumpten Ventrikeln und deutlicher Hirnfurchenzeichnung. Pathologisch-anatomische Untersuchungen konnten zeigen, daß jenseits des

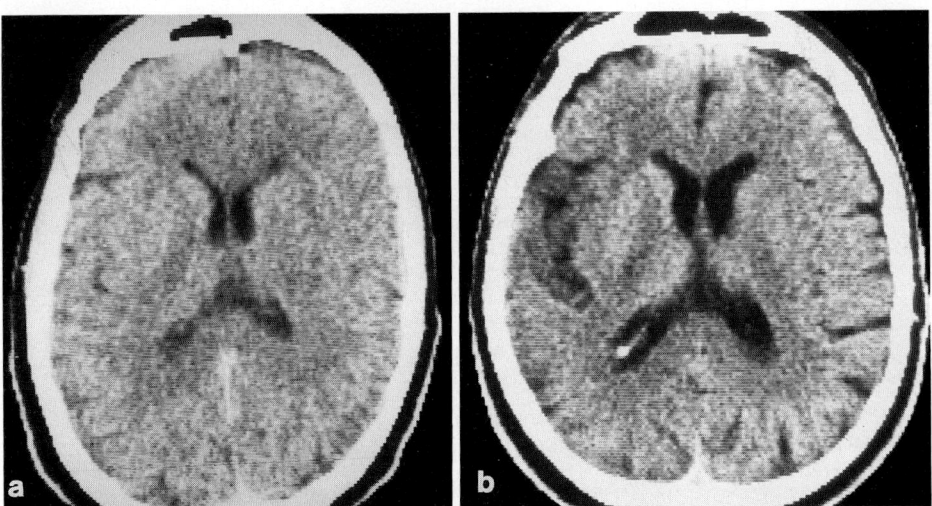

Abb. 1. a Kraniale Computertomographie eines 38jährigen neurologisch gesunden Mannes. Das Ventrikelsystem ist eng, es sind nur vereinzelt Hirnfurchen zu sehen. **b** Kraniale Computertomographie eines 75jährigen neurologisch gesunden Mannes. Deutliche Erweiterung der inneren Liquorräume sowie Vergröberung der Hirnfurchen

40. Lebensjahres das Hirnvolumen pro Dekade etwa um 3% abnimmt [5]. Diese physiologische Abnahme des Hirnvolumens kommt nur zum kleinen Teil durch den Untergang der Ganglienzellen zustande. Im Vordergrund steht der Verlust an weißer Substanz, welches aus markscheidenumhüllten langen Axonen besteht [2]. Dies läßt sich an der vorwiegend inneren Hirnatrophie mit Vergrößerung des Ventrikelsystems ablesen. Im Gegensatz zu der physiologischen Volumenabnahme des Gehirns findet keine Abnahme der Hirndurchblutung oder des O_2-Verbrauchs beim gesunden alten Menschen statt [4].

Im höheren Lebensalter steigt jedoch die Insidenz von neurologischen Erkrankungen. Tabelle 1 zeigt die Ergebnisse einer umfassenden epidemiologischen Untersuchung der alten Bevölkerung von Glasgow [1]. Demnach sind 48% der über

Tabelle 1. Erkrankungsursachen bei > 65jährigen (Glasgow-Studie 1973)

Krankheitsursache	n = 227 [%]
Neurologisch	48
Kardial/pulmonal	38
Stützapparat	24
Psychiatrisch	22
Gastroenterologisch	16
Ophthalmologisch	11
Andere	6

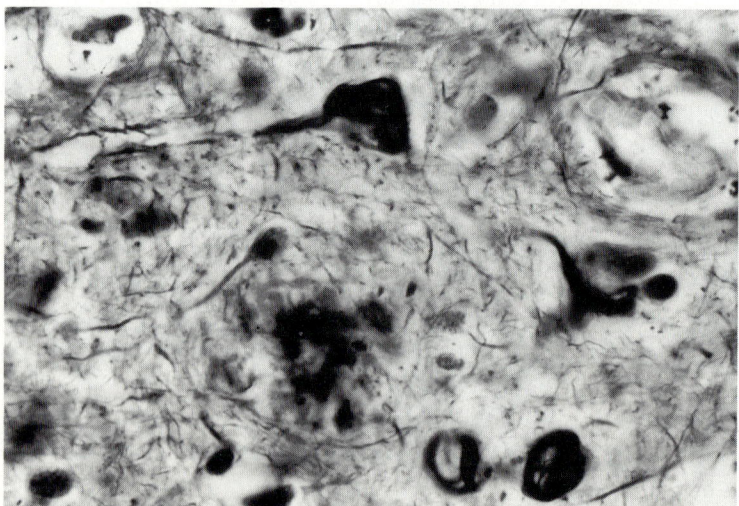

Abb. 2. Mikroskopisches Präparat eines Patienten mit seniler Demenz vom Alzheimer-Typ: zu sehen ist eine senile Plaque und Alzheimer-Fibrillen

62jährigen Bewohner Glasgows neurologisch krank. 38% haben kardiovaskuläre Erkrankungen und 24% Erkrankungen des Skelettsystems. Eine nähere Aufschlüsselung der neurologischen Erkrankungen ergab, daß in der Gruppe der 65- bis 74jährigen in 8,2% eine Demenz bestand mit einer steigenden Tendenz auf über 25% in der Gruppe der über 75jährigen. Zerebrale Apoplexe machten in beiden Altersdekaden ca. 7% aus. Somit sind die Dementiae die häufigste neurologische Erkrankung im höheren Lebensalter, hierbei sind über 50% primär degenerativ (SDAT = senile Demenz vom Alzheimer-Typ), 20% eine Multiinfarktdemenz (MID), bei 20% handelt es sich um Mischtypen (SDAT + MID) und bei den letzten 10% um symptomatische Demenzen (toxisch, posttraumatisch etc.) [7]. Abbildung 2 zeigt das mikroskopische Präparat eines Patienten mit SDAT, zu sehen ist eine senile Plaque und Alzheimer-Fibrillen. Im Hinblick darauf, daß die Alzheimer-Fibrillen bei 40% der gesunden über 55jährigen gefunden werden [8], kann postuliert werden, daß es Übergänge zwischen normal und pathologisch gibt.

Unterschied zwischen SDAT und MID

Die Unterscheidung zwischen SDAT und MID kann klinisch wegen den häufig vorkommenden Mischformen schwierig sein. Der Ischämiescore nach Hachinski [6] erlaubt annäherungsweise eine Klassifizierung nach anamnestisch-klinischen Kriterien (Tabelle 2).

Werden mehr als 7 Punkte im Hachinski-Score erreicht, handelt es sich eher um eine Demenz vaskulärer Genese, bei weniger als 4 Punkten um eine degenerative Demenz. Wichtig ist die Verlaufsdynamik der Erkrankung, die am ehesten eine Unterscheidung zwischen den beiden Demenzformen erlaubt (Abb. 3).

Da es vorwiegend bei vaskulären Demenzen zu einer Störung von zerebralen Regulationsvorgängen kommt, kann die Unterscheidung der verschiedenen Demenzformen bei anaesthesiologischen Fragestellungen von Wichtigkeit sein.

Tabelle 2. Ischämiescore nach Hachinski [6]

Charakteristikum	Score
Plötzlicher Beginn	2
Stufenweise Verschlechterung	1
Fluktuierender Verlauf	2
Nächtliche Verwirrtheit	1
Intakte Persönlichkeit	1
Depression	1
Somatische Beschwerden	1
Affektlabilität	1
Zerebrale Durchblutungsstörungen früher	2
Arteriosklerose	1
Fokale neurologische Ausfälle	2

> 7 Punkte = MID; < 4 Punkte = SDAT.

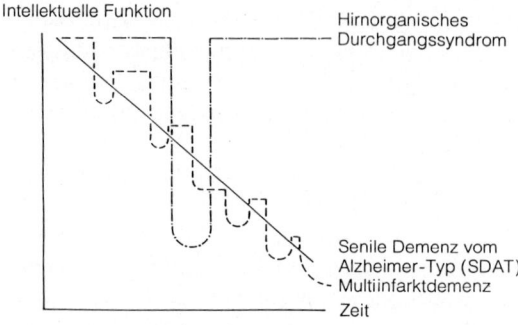

Abb. 3. Verlauf der intellektuellen Funktion bei verschiedenen Störungen: Während die senile Demenz stetig progredient einen intellektuellen Abbau bewirkt *(durchgezeichnete Linie)*, kommt es bei der Multiinfarktdemenz zu einem stufenweisen intellektuellen Abbau, mit z. T. Remissionen *(gestrichelte Linie)*. Das hirnorganische Durchgangssyndrom hingegen ist reversibel *(· — ·-Linie)*. (Nach [7])

Autoregulation

Das intrazerebrale Blutvolumen wird auch bei schwankenden Blutdruckwerten durch ein autoregulatorisches System konstant gehalten. Dies wird als „Vasomotorenreserve" bezeichnet und bedingt, daß es, gesteuert durch Barorezeptoren, bei einer systemischen Blutdruckerhöhung zur Konstriktion der peripheren intrazerebralen Gefäße kommt, hingegen bei einem Blutdruckabfall zur Vasodilatation. Ein weiterer Autoregulationsmechanismus ist die Vasomotorenreaktivität, bei der im gleichen Sinne die intrazerebralen Gefäße bei CO_2-Anstieg dilatieren und v.v. Der letztere Mechanismus bewirkt in der akuten Phase einer zerebralen Ischämie die maximale Weitstellung des betroffenen Gefäßareals (Luxusperfusion). Die Vasomotorenreaktivität spielt jedoch nicht nur in der Situation der akuten zerebralen Ischämie eine Rolle, sie kann ebenfalls chronisch aufgehoben oder eingeschränkt sein bei extra- oder intrakraniellen Stenosen der hirnversorgenden Gefäße.

Messung der Vasomotorenreaktivität

Die von Aslid [3] eingeführte transkranielle Dopplersonographie ermöglicht es, mit einem gepulsten 2 mHz Dopplersignal durch die Temporalschuppe hindurch die Flußgeschwindigkeiten intrazerebraler Gefäße zu messen. Bei Hypokapnie kommt es durch Dilatation der peripheren Gefäße zu einer meßbaren Beschleunigung der gemessenen Flußgeschwindigkeit. Dieser Regulationsvorgang kann in einem diagnostischen Verfahren simuliert werden und damit die Vasomotorenreaktivität bei Patienten präoperativ gemessen werden. Bei den Patienten wird unter Ruhebedingungen die Flußgeschwindigkeit der A. cerebri media bestimmt (s. Abb. 2). Normalerweise beträgt diese zwischen 60 ∓ 12 cm/s [3]. Sie ist bei Mediastenosen und Gefäßspasmen erhöht. In dem von uns verwendeten System wird beim Patienten mittels eines Kapnologs der pCO_2 der Ausatmungsluft kontinuierlich gemessen.

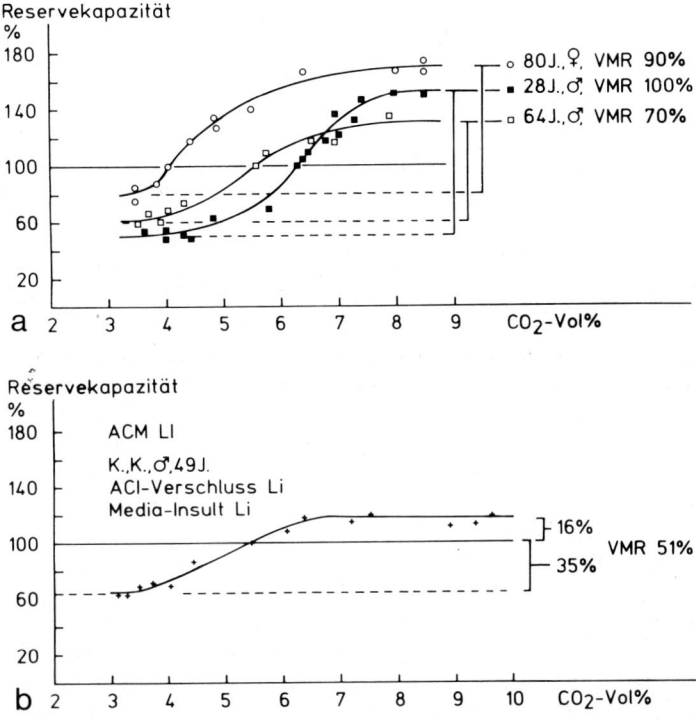

Abb. 4. a CO_2-Belastungskurve bei 3 Normalpersonen unterschiedlichen Alters (28 Jahre, 64 Jahre, 80 Jahre). Die Flußgeschwindigkeit in Ruhe bei unterschiedlichem Ausgangs-CO_2 ist mit 100% angegeben, die Reservekapazität als Addition der Flußgeschwindigkeiten bei Hypo- und Hyperkapnie beträgt zwischen 70 und 100% (*VMR* Vasomotorenreaktivität). **b** Deutliche reduzierte Vasomotorenreaktivität von 51% bei einem 49jährigen Patienten mit Verschluß der A. carotis interna links

Über eine Atemmaske wird in steigenden Konzentrationen CO_2 zugeführt und die Änderung der Flußgeschwindigkeit in der A. cerebri media registriert. Abb. 4a zeigt die CO_2-Belastungskurve bei 3 Normalpersonen unterschiedlichen Alters. Die Flußgeschwindigkeit in Ruhe ist bei einem unterschiedlichen Ausgangs-pCO_2 mit 100% angegeben.

Nach Erreichen eines Plateaus bei einem pCO_2 von zwischen 6 und 8 Vol.-% steigt die Flußgeschwindigkeit in allen drei Fällen deutlich an. Wird die CO_2-Zufuhr unterbrochen und der Proband aufgefordert, zu hyperventilieren, kommt es zu einer Minderung der Flußgeschwindigkeit gegenüber dem Ruhewert. Anstieg und Abfall der Flußgeschwindigkeit zusammen sind ein Maß für die Reservekapazität der Endstrombahn.

Abb. 4b zeigt die Vasomotorenreaktivitätskurve eines Patienten mit Verschluß der linken A. carotis interna und hochgradiger Stenose der rechten A. carotis interna. Die Vasomotorenreserve bei Hyper- und Hypoventilation ist gegenüber der Normalperson deutlich reduziert (45% gegenüber 110% bei der Normalperson).

Schlußfolgerung

Durch eine eingeschränkte Autoregulation sind Patienten mit zerebrovaskulären Erkrankungen perioperativ gefährdet. Hinweise sind apoplektische Insulte in der Anamnese oder ein dementieller Abbau. Bei älteren Patienten ist präoperativ eine neurologische Untersuchung erforderlich. Zudem sollte ein standardisiertes anamnestisches Gespräch erfolgen, bei dem die Orientierung zu Ort, Zeit und Person sowie ein Überblick über die intellektuellen Fähigkeiten des Patienten gewonnen werden kann. Im Zweifelsfalle ist eine Dopplersonographie der Halsarterien sowie eine Computertomographie des Schädels durchzuführen. Werden hierbei pathologische Befunde erhoben, so ist die Indikation zur Operation streng zu stellen. Die Messung der Vasomotorenreaktivität durch transkranielle Dopplersonographie unter CO_2-Belastung kann eine zusätzliche Information über eine perioperative zerebrale Gefährdung des Patienten geben.

Literatur

1. Akhtar AJ, Brol GA, Crombie A, McLean WMR, Andrews GR, Caird FL (1973) Disability and dependence in the elderly at home. Age Ageing 2:102–110
2. Anderson JM, Hubbard BM, Coghill GR, Shidders WC (1983) The effect of advanced old age on the neurone content of the cerebral cortex. J Neurol Sci 58:233–244
3. Aslid R, Markwalder T-M, Nornes H (1982) Noninvasive transcranial Doppler ultra-sound recording of flow velocity in basal cerebral arteries. J Neurosurg 57:769–773
4. Dastur DK, Lane MH, Hansen DB, Kety SS, Butler RN, Perlin S, Sokoloff L (1973) Effects of aging on cerebral circulation and metabolism in man. Human aging, a histological and behavioral study. US Governement Printing Office, Washington, pp 59–76
5. Davis PJM, Wright EA (1977) A new method for measuring cranial cavity volume and its application to the assessment of cerebral atrophy at autopsy. Neuropathol Appl Neurobiol 3:341–358
6. Hachinski VC (1975) Cerebral blood flow in dementia. Arch Neurol 32:632–637
7. Henderson AS (1986) The epidemiology of Alzheimer's disease. Br Med Bull 42:3–10
8. Ulrich J (1985) Alzheimer changes in nondemented patients younger than sixty-five: possible early stages of Alzheimer's disease and senile dementia of Alzheimer type. Ann Neurol 17:273–277

Pharmakokinetik

K. Taeger

Die größere Arzneimittelempfindlichkeit alter Menschen, kenntlich unter anderem an einer 7fach höheren Inzidenz toxischer Arzneimittelreaktionen [20], kann zahlreiche Ursachen haben. Von diesen ist eine altersbedingte Veränderung der Kinetik nur eine der Möglichkeiten. Eine der Schwierigkeiten bei der Diskussion altersbedingter Veränderungen der Kinetik ist, daß das chronologische Alter keine gute Definition für der Veränderungen abgibt [27], die sich mit der fortschreitenden Zahl der Jahre unweigerlich einstellen. Ein aktiver, alter Mensch, der seine täglichen Obliegenheiten selbst versieht und keine wesentlichen organischen Funktionsstörungen aufweist, unterscheidet sich ganz erheblich von einem dauerhaft immobilisierten Patienten, der an seinen Organen multiple Funktionsstörungen aufweist, eine Vielzahl der verschiedensten Medikamente einnimmt, leicht übergewichtig ist, raucht oder trinkt. Von diesen Störgrößen jene Effekte abzugrenzen, die tatsächlich und allein durch die mit dem Alter einhergehenden Veränderungen der Physiologie bedingt sind, ist schwierig oder unmöglich und in den meisten Untersuchungen, die sich mit den Effekten des Altern auf Kinetik oder Dynamik von Medikamenten beschäftigen, gar nicht oder bestenfalls unzureichend berücksichtigt. Unter diesem Vorbehalt stehen die folgenden Ausführungen.

Altern ist gleichbedeutend mit einem erheblichen Umbau der Körpergewebe, einer Veränderung ihrer Durchströmung und einer Einschränkung ihrer funktionellen Reserven. Ein erheblicher Anteil metabolisch aktiven Gewebes wird in Fett umgewandelt. Beim Mann nimmt der Fettanteil am Körpergewicht von im Schnitt 18 auf 36 % zu, bei der Frau von 33 auf sogar 48 %. Das intrazelluläre Wasser nimmt von 42 auf 33 % ab, das Extrazellulärvolumen bleibt unverändert [27]. Das Herzzeitvolumen nimmt um fast 40 % ab, seine Distribution ändert sich: Gehirn und Herz erhalten auf Kosten der Leber und der Nieren einen höheren Anteil [2]. Die glomeruläre Filtrationsrate sinkt um etwa 35 %. Derart ausgeprägte Veränderungen des Körperbaus und der Organphysiologie lassen erwarten, daß die Kinetik der für den Anästhesisten relevanten Pharmaka entsprechend deutlich verändert ist. Wie sich zeigen wird, ist dies häufig nicht der Fall.

Wenn wir im folgenden Aspekte der Altersabhängigkeit von Arzneimitteln an ausgewählten Beispielen diskutieren, müssen wir stets prüfen, ob die beschriebenen Veränderungen altersspezifisch sind und ob diese Veränderungen tatsächlich klinische Relevanz besitzen.

Von verschiedenen Untersuchern und an verschiedenen Induktionsanästhetika ist wiederholt gezeigt worden, daß die zur Einleitung einer Narkose erforderliche Dosis mit zunehmendem Alter abnimmt [1, 9, 10, 16]. Am Beispiel des Thiopentals haben Homer u. Stanski [5] dargelegt, daß die Thiopentalempfindlichkeit des Gehirns alter

Menschen nicht erhöht ist. Der geringere Thiopentalbedarf alter Menschen zur Narkoseeinleitung mußte folglich in einer veränderten Kinetik liegen. Nach Homer u. Stanski ist bei alten Menschen das initiale Verteilungsvolumen vermindert, ein Proportionalitätsfaktor, der die Abhängigkeit der Arzneimittelkonzentration in Blut oder Plasma und – zumindest bei sehr gut membrangängigen Induktionsanästhetika – im Gehirn von der Dosis beschreibt. Anders ausgedrückt, müßten identische Bolusdosen bei älteren Menschen zu höheren Konzentrationen in Blut und Gehirn führen als bei Jüngeren. Arden et al. [1] haben das initiale Verteilungsvolumen – auch nach Dundee [8] der wichtigste Faktor für die Wirkstärke einer Anästhetikadosis – folgendermaßen definiert:

> ... the initial distribution volume equals – the amount of drug in the body following injection and instantaneous mixing divided by the initial concentration in the blood. That initial concentration is estimated by the pharmacokinetic curve-fitting process [1].

Bei diesem Verfahren wird die üblicherweise in Plasma oder Serum ab der ersten Minute nach intravenöser Bolusinjektion gemessene Arzneimittelkonzentration auf den hypothetischen Zeitpunkt Null am Ende der 4–5 s dauernden Injektion rückextrapoliert, auf einen Zeitpunkt also, zu dem noch gar kein Medikament auf der arteriellen Seite erschienen ist. Wie eigene Untersuchungen gezeigt haben (Abb. 1, unveröffentlicht), führt dieses Verfahren zu einem Schnittpunkt mit der Ordinate, der nichts mit dem Maximum der Arzneimittelkonzentration im arteriel-

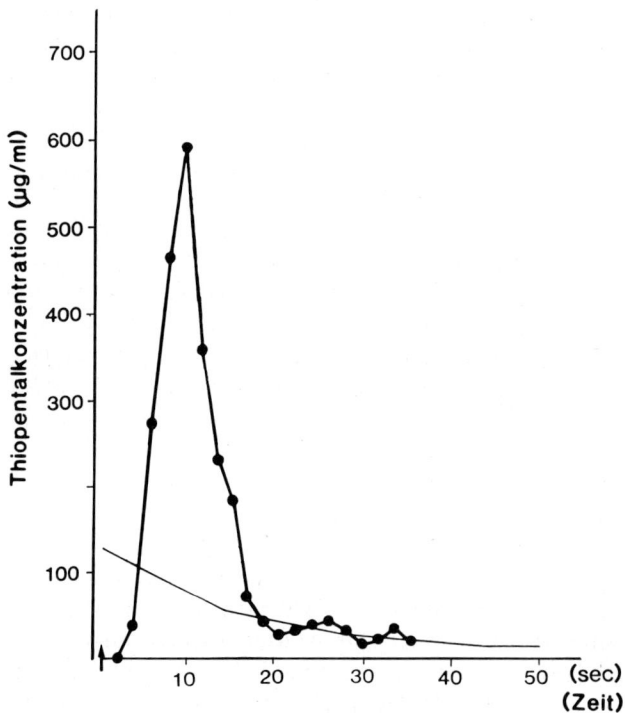

Abb. 1. Verlauf der Thiopentalkonzentration im arteriellen Plasma nach Bolusinjektion von 4 mg/kg KG. Die vom Rechner ermittelte Regressionslinie ist eingezeichnet

len Plasma und natürlich genausowenig mit der Arzneimittelkonzentration des Gehirns zu tun hat, wie folgende Überlegung zeigt. In unserem Experiment hat die Bolusinjektion von 4 mg Thiopental-Natrium pro kg Körpergewicht eine maximale Konzentration im Plasma von ca. 600/µg/ml ergeben. Die Konzentrationswelle im arteriellen Plasma passierte in ca. 16 s die Hirnkapillaren. Unter der Annahme von Blut-Plasma und Blut-Hirngewebe-Verteilungskoeffizienten von nahe 1,0 [16] bedeutet dies, daß sich die im Mittel 140 µg/ml der Konzentrationswelle auf 100 g Hirngewebe und 13 ml Blut (in 16 s werden 100 g Hirngewebe von etwa 13 ml durchströmt) verteilen. Es resultiert eine Thiopentalkonzentration des Gehirns von maximal 20 µg/g, die weder durch die Rückextrapolation auf den Zeitpunkt der Beendigung der Bolusinjektion noch aus Form oder Maximum der arteriellen Konzentrationswelle geschätzt werden kann. 20 µg/ml Plasma ist eine Thiopental-konzentration, die bei Infusionsexperimenten, wo genügend Zeit zur Gleichge-wichtseinstellung bleibt, die Plasmakonzentration daher der Konzentration des Hirngewebes angenähert gleichgesetzt werden kann, schlafinduzierend wirkte [5].

Folgende wichtige Schlußfolgerung müssen aus den vorgestellten Überlegungen gezogen werden:

1) Die Behauptung, der geringere Bedarf älterer Menschen an Induktionsanästheti-ka, egal ob Thiopental, Etomidat oder Propofol, beruhe auf einem kleineren initialen Verteilungsraum [16], ist mit der klassischen Methode der Pharmakoki-netik, der Rückextrapolation der Regressionskurve auf den Zeitpunkt des Endes der Bolusinjektion, nicht zu belegen. Tatsächlich haben wir auch in früheren Experimenten bei Thiopentalapplikation über 1 min keinen Altersunterschied der arteriellen Thiopentalkonzentration innerhalb der ersten 2 min zwischen jüngeren und älteren chirurgischen Patienten finden können [28]. Wir schließen uns daher der in folgendem Zitat deutlich werdenden Meinung Tuckers [29] an: "... the value of V_1 represents a rather nebulous descriptor of initial dilution and mixing within the vascular supply on first transit from arm to aorta, modulated by pulmonary distribution with, possibly, a contribution from the disposition of recirculated drug."

2) Thiopental, Etomidat und Propofol wirken innerhalb einer Arm-Hirn-Kreislauf-zeit. In unserem Rechenbeispiel sind wir aber nur dann zu einer geschätzten Thiopentalkonzentration des Gehirns von ca. 20 µg/ml gekommen, die zur Schlafinduktion ausreicht, wenn wir mit einem weiteren Dogma der Pharmakolo-gie brechen, nur der freie Anteil im Plasmawasser stünde für die Diffusion ins Gewebe zur Verfügung. Von anderer Seite ist schon lange betont worden, daß die Plasmaproteinbindung in Millisekunden reversibel ist [25]. Zudem ist schon seit den frühen Untersuchungen von Price [23] bekannt, daß Thiopental – dieses Medikament ist ein klassisches Untersuchungsobjekt – die Blutbahn sehr rasch und bis auf einen geringen Rest verläßt. Aufgrund neuer Ergebnisse hat Pardridge [22] die „protein-bound drug hypothesis" formuliert: "... in most cases the major biologically active fraction of drug in the circulation is the plasma protein-bound drug, not the free drug." Und an anderer Stelle in der gleichen Arbeit heißt es: "... the transportability of plasma protein-bound drugs in tissues varies from organ to organ and may be restricted to free drug in one tissue but include the total drug in another tissue." Jedenfalls gibt es gute Gründe, die Übertragung von Ergebnissen

von In-vitro-Untersuchungen, bei denen Plasma oder Serum gegen eine Elektro-lytlösung dialysiert werden, auf die Situation in den verschiedenen Organkreisläu-fen, wo die Bindungsstellen von Arzneimitteln in Plasma und Erythrozyten einer unter Umständen viel größeren Zahl von Bindungsstellen im Gewebe gegenüber-stehen, sehr kritisch zu betrachten.

Gerade für Thiopental gibt es andererseits experimentelle Belege dafür, daß durch Beeinflussung seiner Proteinbindung die Wirksamkeit eines definierten Bolus beeinflußt werden kann [28].

Die Proteinbindung von Thiopental ist nicht altersabhängig [28], obwohl die Albuminkonzentration im Alter abnimmt. Für die klinische Wirksamkeit relevante Veränderungen der Proteinbindungen im Alter sind mir auch für andere, in der Anästhesie verwendete Pharmaka nicht bekannt.

3) Der langsamere Arzneimitteltransport älterer Menschen vom Injektionsort zum arteriellen Blut, d. h. auch zur Abnahmestelle, beeinflußt das Resultat der Rückextrapolation auf den hypothetischen Zeitpunkt Null, wenn, wie üblich, 1 min nach Injektion die erste Blutprobe entnommen wird. In der Regel wird dadurch die Regressionslinie nach oben abgelenkt (Abb. 2). Diese Mißachtung physiologischer Unterschiede und die Unterlassung, die echte Fläche unter der Konzentrations-Zeit-Kurve zu erfassen, muß zu erheblichen Fehlern bei der Ermittlung der üblicherweise ermittelten kinetischen Parameter einschließlich der Clearance führen, und kann ohne weiteres altersbedingte Effekte vortäuschen, wo in Wahrheit keine sind.

Jedes im Gehirn wirksame Medikament muß zunächst das Kapillarbett der Lunge passieren. Für saure Medikamente, wie z. B. Barbiturate, kann eine im Alter niedrigere Affinität des Lungengewebes als Erklärung für den geringeren Bedarf älterer Menschen an dieser Medikamentengruppe zur Narkoseeinleitung nicht angenommen werden, da die Affinität des Lungengewebes für saure und neutrale Medikamente gering ist [12]. Eine Altersabhängigkeit der pulmonalen Speicherung basischer Medikamente ist bisher nicht nachgewiesen worden.

Sehen wir, ob uns ein weiteres Zitat aus einer Untersuchung der Altersabhängig-keit der Etomidatkinetik von Arden [1] eine andere Erklärungsmöglichkeit für die Abhängigkeit des Narkotikabedarfs vom Lebensalter liefern kann.

The initial distribution volume of a drug depends on several factors that affect the drug concentrations measured within the first few minutes after injection. These include: vascular volume; cardiac output; the distribution of blood flow to the different organs and within each organ; solubility and partitioning in rapidly equilibrating tissues; and protein binding.

Abgesehen von den Widersprüchen zu dem oben angeführten Zitat aus der gleichen Arbeit müssen wir intravasales Volumen, Löslichkeit in rasch äquilibrierenden Geweben und Proteinbindung als wesentliche Einflußfaktoren eliminieren, da entweder konkrete Daten fehlen oder ein Unterschied nicht nachgewiesen werden konnte. Das Herzzeitvolumen, das im Alter um bis zu 40% abnimmt [2], verursacht einen verzögerten Wirkungseintritt bei i.v.-Anästhetika; die Intensität einer definier-ten Dosis sollte hiervon aber nicht wesentlich beeinflußt werden. Somit bleibt als einzige Erklärung die Umverteilung des Herzzeitvolumens zugunsten von z. B.

Abb. 2. Abhängigkeit der Thiopentalkonzentration 1 min nach Bolusinjektion von der Kreislaufzeit: Bei verzögerter Transportgeschwindigkeit vom Injektions- zum Abnahmeort ist diese Konzentration scheinbar höher, obwohl sich in Wirklichkeit die Höhen der Konzentrationswellen kaum unterscheiden

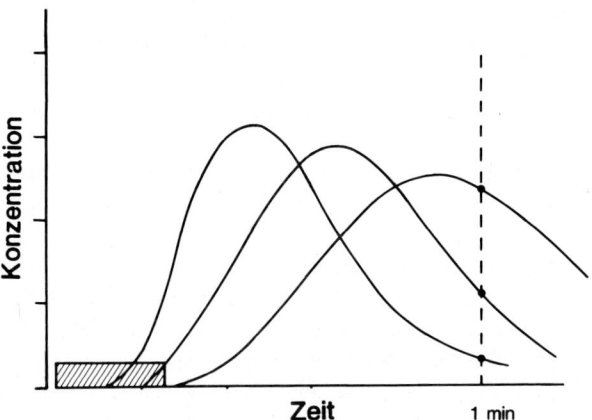

Gehirn und Herz. Erhält das Gehirn einen größeren Anteil am Herzzeitvolumen, resultiert eine höhere Konzentration im Gehirn – bei Bolusinjektion ist primär nicht die arterielle Arzneimittelkonzentration, sondern die zum Gehirn transportierte Menge entscheidend! Dies scheint mir die überzeugendste Erklärung, da sie für alle i.v.-Anästhetika Gültigkeit besitzt und immerhin für drei von ihnen eine Altersabhängigkeit ihres Bedarfs bei der üblichen Form der intravenösen Applikation belegt ist.

Unsinnigerweise mit dem Begriff des initialen Verteilungsraumes in Verbindung gebracht wurden von Homer et al. [16] und Arden et al. [1] Ergebnisse, die bei Verabreichung von Thiopental respektive Etomidat in Form mehrminütiger Infusionen belegten, daß zur Erzielung eines definierten EEG-Musters alte Menschen weniger von diesen Medikamenten benötigten. Wieder ist die viel einleuchtendere Erklärung, daß durch die Umverteilung des Herzzeitvolumens das Gehirn einen höheren Dosisanteil erhält, und daß durch die Abnahme der Muskelmasse und die Verminderung des Herzzeitvolumens die Redistribution verzögert ist. Es kommt gewissermaßen zu einem „Stau" in den zentralen Organen, der den verringerten Dosisbedarf vollständig erklärt.

Damit sind wir bei der Frage nach Veränderungen der Wirkungsdauer von Medikamenten im Alter; in der Regel eine länger anhaltende Wirkung. Die Gründe der Verzögerung der Redistribution, niedriges Herzzeitvolumen und veränderte Zusammensetzung der Gewebe, habe ich bereits angeführt. Die Zunahme des Fettgewebes sollte sich bei den sog. „lipophilen" Anästhetika auch in einem anderen Parameter, dem Verteilungsvolumen im „steady state", niederschlagen. Dieser Proportionalitätsfaktor charakterisiert die Substanzanreicherung in der Körperperipherie, durch die der Umfang der Redistribution und die Geschwindigkeit der Biotransformation respektive Exkretion wesentlich mitbestimmt werden. Eine hohe Substanzanreicherung in der Körperperipherie senkt einerseits die Arzneimittelkonzentration im Blut und den zentralen Organen, behindert andererseits die Inaktivierung, z. B. in der Leber, da mit dem Blut nur wenig Arzneimittel transportiert wird. An dieser Stelle scheint mir Kritik am Begriff „Lipophilie" angebracht. Wie aus vergleichenden Untersuchungen an schlanken und obesen Patienten hervorgeht, ist das Verteilungsvolumen von Thiopental adipöser Patienten ein Mehrfaches des Verteilungsvolumens Normalgewichtiger [17]. Ganz anders beim Fentanyl. Hier ist das Verteilungsvolumen unabhängig vom Fettanteil am Körpergewicht, Fentanyl im Wortsinn folglich nicht lipophil [3]. Es wäre besser, zur Charakterisierung des Eindringvermögens von Medikamenten in die Gewebe statt des Begriffs der Lipophilie z. B. von deren Permeationsvermögen zu sprechen. Die Zunahme des Fettanteils am Körpergewicht im Alter läßt erwarten, daß das Verteilungsvolumen von Thiopental im Alter zunimmt, jenes von Fentanyl respektive Alfentanil unverändert bleibt. Dies ist im wesentlichen wohl richtig [4, 6, 26]. Die Verteilungs-volumina von Propofol, Etomidat, Midazolam und Methohexital unterschieden sich nicht von dem Jüngerer, obwohl z. B. auch das Verteilungsvolumen von Midazolam bei Adipositas erheblich größer war [1, 13, 14, 18]. Diazepam- und Pethidin-Verteilungsvolumina sind im Alter etwas größer, doch hatte dies im Falle des Pethidins keine Bedeutung für dessen klinische Wirkung [15, 19].

Das Volumen des Extrazellulärraumes ist vom Alter unabhängig. Damit übereinstimmend fanden McLeod [21] und Duvaldestin [11] ein vom Alter unabhängiges Verteilungsvolumen für Pancuronium und entsprechend D'Hollander [7] für Vecuronium. Nur bei Rupp [24] war das Verteilungsvolumen von Vecuronium im Alter geringer.

Bei der Betrachtung der Effekte des Alterns auf die Biotransformation ist besonders zu berücksichtigen, daß die mikrosomale Enzymaktivität von genetischen Faktoren, dem Geschlecht, und gleichzeitig eingenommenen Medikamenten, Alko-hol-, Nikotin- und Kaffeegenuß, dem Ernährungszustand, den Effekten von Chirurgie und Anästhesie abhängt. Viele Studien leiden zudem an zu kleinen Kollektiven, sehr unterschiedlichen und oft ungenau beschriebenen klinischen Variablen usw. Zwar nehmen Lebergewicht und Leberperfusion im Alter ab, doch müssen daraus nicht notwendigerweise Veränderungen der Clearance resultieren. Antipyrin ist ein Marker für verschiedene mikrosomale, Arzneimittel biotransfor-mierende Enzymsysteme der Leber. In einer Untersuchung von Vestal [30] war der Nettoeffekt des Alterns auf die Antipyrinclearance mit minus 3% verschwindend gering gegenüber der interindividuellen Variation dieses Parameters von 600%. So nimmt es nicht wunder, daß die Clearanceraten von Methohexital [13], Propofol [18], Diazepam [19], Pethidin [15], Fentanyl [26] über die verschiedenen Altersstufen gleich blieb. Nach Bentley [4] ist allerdings die Fentanylclearance deutlich altersab-hängig, sie nimmt ebenso wie die Etomidatclearance [1] im Alter ab. Ob daraus ein Effekt auf die klinische Wirkdauer resultiert, hängt auch vom Verteilungsvolumen und der Geschwindigkeit der Redistribution ab, deren Effekte sich gegenseitig aufheben, verstärken oder abschwächen können.

Zuletzt noch zur renalen Exkretion. Ab dem 20. Lebensjahr nimmt die Nierenfunktion um etwa 1% pro Jahr ab. Dadurch kommt es zu einer Reduktion der renalen Clearance von bis zu 50%. Muskelrelaxanzien wie Pancuronium und Vecuronium werden zu wesentlichen Teilen über die Nieren ausgeschieden. Ihre Clearance ist dementsprechend vermindert, ihre Wirkungsdauer bei alten Patienten verlängert [7, 11, 21].

Altern ist nur eine der vielen Quellen der Variabilität pharmakologischer Effekte. Häufig tritt es in seiner Bedeutung zurück hinter genetischen Faktoren, Multimorbi-dität und multiple Therapieversuche, Mangelernährung im Alter und anderes

Verhalten alter Menschen gegenüber Genußgiften. Eine wesentliche Ursache für die Schwierigkeit, rein altersbedingte Effekte von anderen zu isolieren, liegt darin, daß es kaum longitudinale Studien gibt [27], die meisten Studien sehr niedrige Fallzahlen haben, relevante Einflußfaktoren nicht berücksichtigt, respektive zu kontrollieren sind, und die kritiklose Übernahme sog. klassischer Methoden der Pharmakokinetik zu falschen Interpretationen Anlaß geben.

Literatur

1 Arden JR, Holley FO, Stanski DR (1986) Increased sensitivity to etomidate in the elderly: initial distribution versus altered brain response. Anesthesiology 65:19–27
2. Bender AD (1965) The effect of increasing age on the distribution of peripheral blood flow in man. J Am Geriatr Soc 13:192–198
3. Bentley JB, Borel JD, Gillespie TJ, Vaughan RW, Gandolfi AJ (1981) Fentanyl pharmacokinetics in obese and nonobese patients. Anesthesiology 55:A 177
4. Bentley JB, Borel JD, Nenad RE, Gillespie TJ (1982) Age and fentanyl pharmacokinetics. Anesth Analg 61:968–971
5. Bührer M, Maitre PO, Ebling WF, Stanski DR (1987) Defining thiopental's steady state plasma concentration – EEG effect relationship. Anesthesiology V 67:A 399
6. Christensen JH, Andreasen F, Jansen JA (1982) Pharmacokinetics and pharmacodynamics of thiopentone. A comparison between young and elderly patients. Anaesthesia 37:398–404
7. D'Hollander A, Massaux F, Nevelsteen M, Agoston S: Age-dependent dose-response relationship of ORG NC 45 in anaesthetized patients. Br J Anaesth 54:653–657
8. Dundee JW, Wyant GM (1988) Intravenous anaesthesia. Churchill Livingstone, Edinburgh London Melbourne New York
9. Dundee JW, Robinson FP, McCollum JSC, Patterson CC (1986) Sensitivity to propofol in the elderly. Anaesthesia 41:482–485
10. Dundee JW, Milligan KR, Furness G (1987) Influence of age and gender on induction dose of thiopental. Anesthesiology V 67:A 662
11. Duvaldestin P, Saada J, Berger JL, D'Hollander A, Desmonts JM (1982) Pharmacokinetics, pharmakodynamics and dose-response relationships of pancuronium in control and elderly subjects. Anesthesiology 56:36–40
12. Eling TE, Pickett RD, Orton TC, Anderson MW (1975) A study of the dynamics of imipramine accumulation in the isolated perfused rabbit lung. Drug Metab Disp 3:389–399
13. Ghoneim MM, Chiang CK, Schoenwald RD, Lilburn JK, Dhanaraj J (1985) The pharmacokinetics of methohexital in young and elderly subjects. Acta Anaesthesiol Scand 29:480–482
14. Greenblatt DJ, Abernethy DR, Locniskar A, Harmatz JS, Limjuco RA, Shader RJ (1984) Effect of age, gender and obesity on midazolam kinetics. Anesthesiology 61:27–35
15. Herman RJ, McAllister CB, Branch RA, Wilkinson GR (1985) Effects of age on meperidine disposition. Clin Pharmacol Ther 37:19–24
16. Homer TD, Stanski DR (1985) The effect of increasing age on thiopental disposition and anesthetic requirement. Anesthesiology 62:714–724
17. Jung D, Mayersohn M, Perrier D, Calkins J, Saunders R: Thiopental disposition in lean and obese patients undergoing surgery. Anesthesiology 56:269–274
18. Kirkpatrick T, Cockshott JD, Douglas EJ, Nimmo WS (1988) Pharmacokinetics of propofol (Diprivan) in elderly patients. Br J Anaesth 60:146–150

19. Macklon AF, Barton M, James O, Rawlins MD: The effect of age on the pharmacokinetics of diazepam. Clin Sci 59:479–483
20. Massoud N (1984) Pharmacokinetic considerations in geriatric patients. In: Benet LZ et al. (eds) Pharmacokinetic basis for drug treatment. Raven, New York, pp 283–310
21. McLeod K, Hull CJ, Watson MJ (1979) Effects of ageing on the pharmacokinetics of pancuronium. Br J Anaesth 51:435–438
22. Pardridge WM (1985) Transport of plasma protein-bound drugs into tissues in vivo. In: Tillement J-P, Lindenlaub E (eds) Protein binding and drug transport. Symposia Medica Hoechst. Schattauer, Stuttgart New York, pp 20 V, 277–292
23. Price HL, Kovnat PJ, Safer JN, Conner FH, Price ML (1960) The uptake of thiopental by body tissues and its relation to the duration of narcosis. Clin Parmacol Ther 1:16–22
24. Rupp SM, Fisher DM, Miller RD, Castagnoli K (1983) Pharmacokinetics and pharmacodynamics of vecuronium in the elderly. Anesthesiology 54:A 270
25. Schwarzenfeld I von (1974) Plasmaeiweißbindung. Pharmazie 29:497–505
26. Scott JC, Stanski DR (1987) Decreased fentanyl and alfentanil dose requirements with age. A simultaneous pharmacokinetic and pharmacodynamic evaluation. J Pharmacol Exp Ther 240:159–66
27. Sellers EM, Frecker RC, Romach MK (1983) Drug metabolism in the elderly: confounding of age, smoking, and ethanol effects. Drug Metab Rev 14:225–250
28. Taeger K, Lueg J, Finsterer U, Rödig G, Weninger E, Peter K (1986) Thiopentalanflutung im Plasma während Narkoseeinleitung. Anästh Intensivther Notfallmed 21:169–174
29. Tucker GT (1988) Mechanisms of altered drug effects in the aged. In: Davenport HT (ed) Anesthesia and the aged patient. Blackwell, Oxford, pp 126–144
30. Vestal RE, Norris AH, Tobin JD, Cohen BH, Shock NW, Andres R (1975) Antipyrine metabolism in man: influence of age, alcohol, coffeine and smoking. Clin Pharmacol Ther 18:425–432

Atriales natriuretisches Peptid –
Pathophysiologie und pharmakologische Wirkungen

R. Paschke, K. H. Usadel

Das atriale natriuretische Peptid ist ein phylogenetisch altes Hormon. Es weist im Laufe der Evolution einen hohen Konservierungsgrad seiner Aminosäurenfrequenz auf und hat bei niederen Vertebraten eine Schlüsselrolle in der Osmoregulation.

Vor 20 Jahren beobachteten die Physiologen Gauer u. Henry eine deutliche Zunahme der renalen Natriumausscheidung nach Ballondilatation der Herzvorhöfe. Dies war die erste detaillierte Beschreibung einer Wirkung des atrialen natriuretischen Peptides (Henry et al. 1956). Zur gleichen Zeit wurden von Morphologen mit der damals neuen Elektronenmikroskopie auffallend dichte Körperchen in Vorhofmuskelzellen beschrieben. Diese Beobachtungen wurden jedoch erstmals 1981 durch den Pathologen De Bold zu einem pathophysiologischen Konzept zusammengeführt. Durch Injektion von homogenisiertem Vorhofmuskelgewebe konnte bei Ratten eine massive Diurese induziert werden (De Bold et al. 1981). Die Existenz des atrialen natriuretischen Peptides, kurz ANP, war somit nachgewiesen. Während drei weiteren Jahren wurde schließlich das Peptid isoliert und synthetisiert. Damit begann die Aufklärung der physiologischen und pharmakologischen Eigenschaften des atrialen natriuretischen Peptides. Das atriale natriuretische Peptid wird als Prä-Prohormon in den Vorhofmyokardzellen gebildet. Nach Abspaltung der ersten 25 Aminosäuren wird es als Pro-ANP in den kernnahen Sekretgranula der Vorhofmyokardzellen gespeichert. Nach Dehnung der Vorhofmuskelatur durch Volumenbelastung und Vasokonstriktion sowie nach Tachycardie wird ANP aus diesen Sekretgranula als 28-Aminosäurenpeptid freigesetzt. Das Peptid wird rasch in der Leber und der Niere metabolisiert. Seine Halbwertszeit beträgt lediglich 3 min. Die wichtigsten Zielorgane des ANP sind die Niere, Nebenniere und das arterielle Gefäßsystem. Diese Organe weisen spezifische ANP-Rezeptoren auf. Bisher sind für ANP folgende *pharmakologische Wirkprinzipien* bekannt:

Dosisbezogen ist ANP das zur Zeit stärkste Diuretikum. Die Mechanismen der diuretischen Wirkung sind bisher nicht genau aufgeklärt. Die diuretische Wirkung scheint jedoch insbesondere durch eine vasokonstriktorische Wirkung am Vas efferens bei gleichzeitiger Vasodilatation des Vas efferens der Glomerula bewirkt zu werden. Konsekutiv kommt es zu einer Steigerung des Filtrationsdruckes und damit auch zur Steigerung der Filtrationsrate (Holtz et al. 1987). Diese deutliche Steigerung der glomerulären Filtrationsrate tritt auch mit Dosen auf, welche zu einer Senkung des Blutdruckes und damit zu einer Reduzierung der gesamten Nierendurchblutung führen (Weidmann et al. 1986). Weiterhin ist eine Hemmung der Natriumrückresorption im distalen Sammelrohr der Niere bekannt (Sonnenberg et al. 1986). Ob die Natriurese durch eine direkte tubuläre ANP-Wirkung am distalen Sammelrohr z. B. über die auch dort nachgewiesenen ANP-Rezeptoren vermittelt wird oder ob indirekt eine erhöhte Nierenmarkdurchblutung hierfür verantwortlich ist, wird derzeit kontrovers diskutiert (Holtz et al. 1987). Der Wirkmechanismus konventioneller Diuretika greift in der Regel an den Nierentubuli an. Daher ist eine diuretische Wirkung über Angriffspunkte an den Glomerula und möglicherweise auch an den Sammelrohren ungewöhnlich und möglicherweise ein Hinweis darauf, daß ANP in Situationen nützlich sein könnte, wenn konventionelle Diuretika ineffektiv sind.

Das Renin-Angiotensin-Aldosteron-System wird durch ANP auf mehreren Ebenen antagonisiert. Die Reninfreisetzung aus den juxtaglomerulären Epitheloidzellen wird durch ANP direkt gehemmt. Eine indirekte Hemmung der Reninfreisetzung erfolgt durch die ANP-Wirkung auf die Nierengefäße und die Natriumausscheidung über den Makula-Densa-Mechanismus. Die Aldosteronsynthese und Freisetzung wird durch ANP unabhängig vom Auslöser der Stimulation direkt gehemmt. Da auch die angiotensininduzierte Aldosteronfreisetzung durch ANP gehemmt wird, ist die Hemmung der Aldosteronfreisetzung nicht nur sekundär durch Hemmung des Renin-Angiotensin-Systems bedingt (Holtz et al. 1987).

Das atriale natriuretische Peptid zeigt weiterhin eine ausgeprägte vasodilatierende Wirkung im arteriellen Gefäßsystem. Diese vasodilatierende Wirkung wird nicht nur durch die Antagonisierung vasopressorisch wirkender Substanzen wie Angiotensin 2 und Katecholamine bewirkt. Vielmehr lassen sich auch in Arterien spezifische Rezeptoren für ANP auf Endothelzellen nachweisen. Diese Rezeptoren sind im arteriellen Gefäßsystem regional unterschiedlich und teleologisch sinnvoll verteilt. Sie lassen sich in renalen Gefäßen, pulmonalen Gefäßen und peripheren Gefäßen mit abnehmender Dichte nachweisen (Ahrend u. Gerbes 1986). Die regionalen Unterschiede der ANP-Wirkung auf das Gefäßsystem manifestieren sich z. B. durch eine ausgeprägte Dilatation der afferenten Nierenarterien während zerebrale und mesenchymale Gefäße nur schwach dilatiert werden (Winquist et al. 1985) Der vasodilatierende Effekt von ANP scheint bei erhöhtem vaskulärem Gefäßtonus am ausgeprägtesten zu sein (Needleman u. Greenwald et al. 1986). Andererseits wurden an den efferenten Arteriolen der Niere und am Koronarsystem Hinweise dafür gefunden, daß ANP unter Umständen auch vasokonstriktorisch wirken könnte. Unter physiologischen Bedingungen ist am Koronarsystem jedoch keine Vasokonstriktion durch ANP zu erwarten (Holtz et al. 1987).

Die akute Vorlastsenkung durch ANP läßt sich nicht allein durch eine Steigerung der glomerulären Filtration erklären. So ist der Verlust an intravasalem Volumen unter ANP-Infusion höher als sich aus der renalen Ausscheidung errechnen läßt (Weidemann et al. 1986). Dieser zusätzliche Volumenverlust intravasal beruht auf einer Verschiebung von Plasmavolumen in den Extrazellulärraum.

Für eine ortsständige Synthese sowie eine Transmitter- und Modulatorfunktion von ANP im ZNS spricht der Nachweis von ANP-Messenger-RNS im Gehirn (Gardner et al. 1986) sowie die Existenz von Rezeptoren für ANP in der Hypophyse, dem Plexus chorioideus dem Ependym der Hirnventrikel und in den Leptomeningen (Schroeder et al. 1985). Nachdem bei Ratten die intraventrikuläre Anwendung von ANP die Angiotensin 2 stimulierte Wasseraufnahme der Tiere hemmte (Nakamura et al. 1985), liegt es nahe, ein eigenständiges zentralnervöses ANP-System der Durst- und Volumenregulation zu vermuten. Ob und in welcher Weise die Synthese von ANP im ZNS eine Wirkung auf die zentrale Volumenregulation hat, ist bisher jedoch nicht geklärt.

Auf diese Weise konnte eine kardiozerebrorenale Achse als weiteres System zur Regulation der Volumen- und Salzhomöostase charakterisiert werden. Insbesondere für die *Herzinsuffizienz und die Hypertonie* konnte die *pathophysiologische Rolle des ANP* bisher gut charakterisiert werden. Bei diesen Erkrankungen kommen die beschriebenen Wirkprinzipien des ANP in unterschiedlicher Ausprägung zur Anwendung. Ansatzpunkte für die therapeutischen Erfahrungen mit ANP am Menschen sind bisher jedoch noch gering.

Die Mechanismen der ANP-induzierten Blutdrucksenkung konnten bisher nicht vollständig aufgeklärt werden. Die Annahme, die blutdrucksenkende Wirkung des ANP in vivo sei Folge einer systemischen Vasodilatation, konnte nicht bestätigt werden. Vielmehr scheint die Senkung des arteriellen Blutdrucks eher auf die Verminderung des Herzminutenvolumens zurückführbar zu sein. Dies ist Folge der diureseinduzierten Vorlastsenkung. Ein weiterer Faktor der Blutdrucksenkung ist die Volumenverschiebung aus dem Intravasalraum in den Extrazellulärraum (Wambach et al. 1989).

Zum Teil erhöht gemessene ANP-Spiegel bei essentieller Hypertonie scheinen demgegenüber in erster Linie durch die Hypertoniefolgen am Herzen erklärbar zu sein. So wurden in großen Gruppen von Patienten mit unbehandelter Hypertonie ohne Zeichen der Herzinsuffizienz oder ausgeprägten Hypertrophie (diastolische Blutdruckwerte bis 115 mm Hg) normale ANP-Werte gemessen. Erhöhte ANP-Spiegel fanden sich lediglich bei Hypertoniepatienten ohne adäquate Kontrolle des Blutdruckes unter Antihypertensiva, bei Hypertoniepatienten mit signifikanter linksventrikulärer Hypertrophie sowie bei Anzeichen von Herz- oder Niereninsuffizienz (Genest et al. 1989).

Bei Patienten mit essentieller Hypertonie führt die Kurzzeitinfusion von ANP dann auch zu akuter Diurese ohne Kaliurese, einem vorübergehenden Anstieg der PAH-Clearance und der glomerulären Filtrationsrate sowie Steigerung der Filtrationsfraktion. Im Vergleich zu normotonen Probanden war die hypotensive Wirkung nicht wesentlich stärker, die Diurese jedoch verstärkt (Weidmann et al. 1986). Damit bestätigte sich, daß die Blutdrucksenkung am ehesten Folge dieser idealen diuretischen Wirkung ist.

Bei der Herzinsuffizienz werden erhöhte Plasmaspiegel für ANP gemessen (Petersson et al. 1986). Die Gabe von Volumen bei herzinsuffienten Tieren führt jedoch zu einem viel geringeren Anstieg des ANP als bei gesunden Tieren. Zudem ist der Gehalt an ANP in den Vorhöfen der herzinsuffizienten Tiere deutlich reduziert und die sympathikusvermittelte Vasokonstriktion wird durch ANP bei Herzinsuffizienz weniger reduziert (Drexler et al. 1987). Bei herzinsuffizienten Patienten fanden sich dann auch im Vergleich zu Gesunden auf Thrombozyten weniger Bindungsstellen für ANP (Schiffren et al. 1986). Diese Downregulation von ANP-Rezeptoren könnte bei der Herzinsuffizienz analog zu den Katecholaminen einen Teil der günstigen Wirkung des ANP aufheben. Bei der Herzinsuffizienz kommt es zu einer Entleerung der myocardialen Katecholaminspeicher und einer Zunahme des Noradrenalinspiegels, ohne daß hierdurch eine entsprechende Steigerung der Herzleistung eintritt. Das Renin-Angiotensin-Aldosteron-System und das sympathische Nervensystem sind bei akuter und chronischer Herzinsuffizienz stimuliert und bewirken durch Vasokonstriktion im venösen und arteriellen Bereich einen ausreichenden Füllungsdruck und einen genügend hohen Gefäßwiderstand, damit lebenswichtige Organe ausreichend durchblutet werden. In der frühen Phase der Herzinsuffizienz führt ANP möglicherweise zu einer Suppression der Aktivität des Renin-Angiotensin-Aldosteron-System. Es ist denkbar, daß so die Symptome der Herzinsuffizienz durch das Vorhandensein des atrialen natriuretischen Peptides lange Zeit kaschiert bleiben. Bei fortschreitender Herzinsuffizienz werden diese Effekte des ANP möglicherweise aufgrund der zunehmenden Kreislaufinsuffizienz durch Zunahme vasokonstriktorischer Mechanismen wie Renin-Angiotensin-Aldosteron-System und Vasopression aufgehoben.

Kurzzeitige zusätzliche intravenöse Infusionen von ANP bei herzinsuffizienten Patienten mit bereits erhöhten ANP-Spiegeln bewirkten eine Senkung des Blutdrucks, des Pulmonalarteriendruckes und des rechtsatrialen Druckes (Crozier 1986). Die Reduktion der Vor- und Nachlast führt zu einer konsekutiven Steigerung des Herzminutenvolumens bei gleichbleibender Herzfrequenz und Zunahme der zentralvenösen Sauerstoffsättigung (Riegger et al. 1985). Hierbei sind offenbar intermittierende Gaben günstiger als die Dauerinfusion, wobei es zu einer raschen Abschwächung der ANP-Effekte kommt.

Wichtig ist, daß bei herzinsuffizienten Patienten die natriuretische sowie die renin- und aldosteronsenkende Wirkung des ANP abgeschwächt ist. Im Vergleich zu Gesunden sind Natriurese und Diurese nach ANP-Infusion bei Patienten mit Herzinsuffizienz stark vermindert. Zudem ist die Senkung der Renin- und Aldosteronproduktion abgeschwächt (Riegger et al. 1985). Die Ursachen dieser renalen und adrenalen Resistenz gegen ANP bei der Herzinsuffizienz sind unklar. Diskutiert wird eine Rezeptorverminderung infolge chronisch erhöhter ANP-Spiegel und auch eine Aktivierung des Renin-Angiotensin-Aldosteron-Systems.

Bei therapieresistentem Ascites konnte ANP mit Erfolg eingesetzt werden. Dies kann an ehesten der diuretischen ANP-Wirkung zugeschrieben werden. Sie ist jedoch gegenüber Gesunden deutlich abgeschwächt (Fyhrquist et al. 1985). Weiterhin erwies sich die Vorbehandlung mit ANP als wirksamer Schutz vor akutem ischämischen und akutem toxischem Nierenversagen. Hierbei scheint jedoch die frühzeitige Applikation des Peptids möglichst vor Eintritt der Noxe erforderlich zu sein (Wambach 1987).

Insbesondere aus den therapeutischen Erfahrungen bei Hypertonie und Ascites läßt sich daher ein potentes diuretisches Wirkprinzip des ANP ableiten. Dies scheint pharmakologisch nutzbar zu sein. Die bisherigen Erfolge bei der Behandlung der Herzinsuffizienz lassen sich nur zum geringen Teil auf diese diuretische Wirkung zurückführen. Hier scheint eher eine regional unterschiedliche vasodilatierende Wirkung des ANP entscheidend zu sein. Diese wird möglicherweise auch durch Antagonisierung des Renin-Angiotensin-Aldosteron-System vermittelt. Das atriale natriuretische Peptid könnte hier aufgrund seiner mehrfachen Wirkansätze auf den verschiedenen Ebenen des Renin-Angiotensin-Aldosteron-System den ACE-Hemmern in Zukunft pharmakologisch überlegen sein.

Die therapeutische Anwendung des atrialen natriuretischen Peptides wird derzeit grundsätzlich insbesondere durch die kurze Halbwertszeit limitiert. Diese macht die intravenöse Dauerinfusion erforderlich. Eine Zukunft des atrialen natriuretischen Peptides als Medikament hängt daher insbesondere von der Synthese länger wirksamer Analoga ab. Dies ist für das länger bekannte Peptidhormon Somatostatin bereits gelungen.

Literatur

Arendt RM, Gerbes AL (1986) Atrialer natriuretischer Faktor. Dtsch Med Wochenschr 111:1849–1855

Crozier IG, Nichols GM, Ikram H, Espiner EA, Gomez HJ, Warner NJ (1986) Haemodynamic effects of atrial peptide infusion in haert failure. Lancet II:1242–1245

De Bold AJ, Borenstein HB, Veress AT, Sonnenberg H (1980) A rapid and potent natriuretic response to intravenous injection of atrial myocardial extract in rats. Life Sci 28:89–90

Drexler H, Finckh M, Lang RE, Just H (1987) Untersuchungen zum atrialen-natriuretischem Peptid (ANP) bei experimenteller Herzinsuffizienz. In: Kreye VAW, Bussmann W-D (Hrsg) ANP – Atriales Natriuretisches Peptid und das kardiovaskuläre System. Steinkopff, Darmstadt, S 109

Fyhrquist F, Töttermann K-J, Tikkanen I (1985) Infusion of natriuretic peptide in liver cirrhosis with ascites. Lancet II:1439

Gardner DG, Deschepper CF, Ganong WF, Hane S, Fiddes J, Baxter JD, Lewicki J (1986) Extraatrial expression of the gene for atrial natriuretic factor. Proc Natl Acad Sci USA 83:6697–6701

Genest J, Larochelle P, Cusson JR, Cantin M (1989) The atrial natriuretic peptide in human hypertension. In: Kaufmann W, Wambach G (eds) Endocrinology of the heart. Springer, Berlin Heidelberg New York Tokyo, pp 90–98

Henry JP, Gauer O, Reeves IJ (1956) Evidence of the atrial location of receptors influencing urine flow. Circ Res 4:85–90

Holtz J, Münzel T, Bassenge E (1987) Das natriuretische Vorhofhormon im Menschen. Z Kardiol 76:655–670

Nakamura M, Katsuura G, Nakao K, Imura H (1985) Antidipsogenic action of alpha-human atrial natriuretic polypeptide administered intracerebroventriculary in rats. Neurosci Lett 58:1–6

Needleman P, Greenwald JE (1986) Atriopeptin: a cardiac hormone intimately involved in fluid, electrolyte, and blood-response homeostasis. N Engl J Med 314/13:828–834

Petersson A, Hedner J, Hedner T, Held P, Swedberg K, Towles A (1986) Increased plasma levels of atrial natriuretic peptide in patients with congestive heart failure. Eur Heart J 7:693

Riegger AJG, Kromer EP, Kochsiek K (1985) Der natriuretische Vorhoffaktor bei schwerer kongestiver Herzinsuffizienz. Dtsch Med Wochenschr 42:1607–1610

Schiffrin EL (1986) Down regulation of binding sites for atrial natriuretic peptide in platelets of patients in congestive heart failure (Abstract). Circulation [Suppl II] 74:463

Schroeder HP von, Nishimura E, McIntosh CHS, Buchan AMJ, Wilson N, Ledsome JR (1985) Autoradiographic localisation of binding sites for atrial natriuretic factor. Canad J Physiol Pharmacol 63:1373–1377

Sonnenberg H, Honrath U, Chong CK, Wilson DR (1986) Atrial natriuretic factor inhibits sodium transport in medullary conceting duct. Am J Physiol 250:963–966

Wambach G (1987) Das Herz ist ein endokrin aktives Organ. Dtsch Ärztebl 84/3:69–71

Wambach G, Stimpel M, Bönner G (1989) Das atriale natriuretische Peptid und seine Bedeutung für die arterielle Hypertonie. Klin Wochenschr 67:1069–1976

Weidmann P, Hellmueller B, Uehlinger DE et al. (1986) Plasma levels and cardiovascular, endocrine and excretory effects of atrial natriuretic peptide during different sodium intakes in man. J Clin Endocrinol Metab 62:1027–1036

Weidmann P, Gnädinger MP, Ziswiler HR et al. (1986) Cardiovascular, endocrine and renal effects of atrial natriuretic peptide in essential hypertension. J Hypertens [Suppl 2] 4:71–83

Winquist RJ (1985) The relaxant effects of atrial natriuretic factor on vascular smooth muscle. Life Sci 37:1081–1087

Ist Alter an sich ein Anästhesierisiko?

K. Unertl, T. Bein

Einleitung

Die Zahl der operativen Eingriffe und somit auch der anästhesiologischen Maßnahmen steigt bei betagten Menschen kontinuierlich an.

Drei wesentliche Ursachen lassen sich für diesen Trend erkennen:

1) Die Zahl der älteren Menschen nimmt in der Bevölkerung der westlichen Industriestaaten stetig zu. In der Bundesrepublik Deutschland erhöhte sich beispielsweise der Anteil der über 65jährigen an der Gesamtbevölkerung von 9,3% im Jahre 1950 auf 15% im Jahre 1985 und wird im Jahre 2000 voraussichtlich mehr als 17% betragen.
2) Die Leistungen des Gesundheitswesens werden mit höherem Lebensalter häufiger in Anspruch genommen. In den USA werden z. B. Jahr für Jahr annähernd 20% der Personen im Alter von 65 Jahren und darüber in Akutkrankenhäuser eingewiesen. Die Frequenz der operativen Eingriffe wird in dieser Altersgruppe mit 166 pro 1000 Personen angegeben [13] und liegt damit um 30% über dem Wert des jüngeren Patientenkollektives.
3) Wegen des inzwischen hohen Sicherheitsstandards, den Anästhesie, operative Techniken und Nachsorge erreicht haben [3], wird die Indikation zu einer Operation bei alten Menschen heute großzügiger gestellt als noch vor 20 Jahren [2].

In den 60er Jahren wurde die 30-Tage-Letalität bei Patienten, die 90 Jahre oder älter waren, nach einem operativen Eingriff noch mit 29% angegeben [4]. In neueren Studien wurde bei alten Patienten eine Letalität von 6,2% [5] bzw. 8,4% [9] ermittelt. Hosking et al. [9] zeigten ferner, daß die Langzeitüberlebensprognose von operativ behandelten, hochbetagten Patienten nicht ungünstiger ist als die durchschnittliche Lebenserwartung in dieser Altersgruppe.

Perioperative Morbidität und Letalität im Alter

Trotz der unbestreitbaren Fortschritte, die in den letzten 20 Jahren auch zu einem grundlegenden Wandel in der peri- und postoperativen Letalität von betagten Patienten geführt haben, ist nach wie vor die Sterblichkeit in dieser Altersgruppe höher als bei jüngeren Patienten. Farrow et al. [6, 7] fanden bei den über 64jährigen im Vergleich zur Altersgruppe der 45- bis 64jährigen Patienten eine Verdoppelung der peri- und postoperativen Letalitätsrate. Nach den von unserer Arbeitsgruppe [17] im Rahmen der „Münchner Risikostudie" vorgestellten Ergebnisse entwickelten sich 2/3 aller schweren postoperativen Komplikationen bei über 59jährigen Patienten, obwohl auf diese Gruppe nur 1/3 der operativ behandelten Patienten entfiel.

Somit stellt sich die Frage nach den Ursachen für die Altersabhängigkeit der perioperativen Morbidität und Letalität und damit auch die Frage nach dem Anästhesierisiko im Alter.

Der Risikobegriff in der Anästhesie

Die Anästhesie ist ein in ihren Abläufen gut charakterisierter Zustand, so daß die Definition des Risikos der Anästhesie verhältnismäßig einfach sein sollte. Aber, wie A. S. Keats [10] schon 1979 feststellte:

> Risk and benefits of anesthesia are confounded with a disease, an operation by a second set of persons, and finally, a third set of persons who care for patients while they are still vulnerable for adverse effects of anesthesia.
>
> In this complex interaction of procedures and personnel, it is difficult to identify adverse effects of anesthesia alone, particularly in patients with serious systemic disease undergoing hazardous operations.

Angesichts der Tatsache, daß die Auswirkungen anästhesiologischer Maßnahmen nicht unabhängig von anderen Einflüssen analysiert werden können, hat sich eine globale Risikoabschätzung, d. h. die Erfassung des Risikos der Anästhesie in Verbindung mit Operation und Status des Patienten durchgesetzt [14].

Präoperative Risikoeinschätzung

Im anglo-amerikanischen Raum wird die Risikoeinstufung vorwiegend nach der bereits 1941 entwickelten und 1963 modifizierten ASA-Nomenklatur vorgenommen [1]. In dieser Klassifikation werden 5 Risikogruppen unterschieden:

1) normaler gesunder Patient,
2) Patient mit einer leichten Allgemeinerkrankung,
3) Patient mit einer schweren Allgemeinerkrankung, und Leistungsminderung,
4) Patient mit einer inaktivierenden Allgemeinerkrankung, die eine ständige Lebensbedrohung darstellt,
5) moribunder Patient, von dem nicht erwartet wird, daß er die nächsten 24 h überlebt, sei es mit oder ohne Operation.

In zwei großen Studien wurde die postoperative Letalität von hochbetagten Patienten in Abhängigkeit von ASA-Status untersucht (Tabelle 1). In beiden Studien wurde kein Patient in Gruppe I, also als normaler gesunder Patient eingestuft, weil entweder die altersbedingte Einschränkung der physiologischen Leistungskurve bereits als leichte Systemerkrankung galt oder aber Vorerkrankungen bei allen

Tabelle 1. Postoperative 30-Tage-Letalität in Abhängigkeit von der ASA-Klassifikation anhand mehrerer Studien. (Nach [5, 9, 12])

	Letalitätsrate [%] ASA-Status			
	II	III	IV	V
Djokovic et al. JAMA (1979) n = 500 Alter ≥ 80 Jahre	0,47	4	25	–
Hosking et al. JAMA (1989) n = 795 Alter ≥ 90 Jahre	5,6	5,6	18,4	66,7
Marx et al. Anesthesiology (1973) n = 34 145 alle Altersstufen	1,5	4,4	23,5	50,7

Patienten vorlagen. Wie aus Tabelle 1 zu ersehen, fanden sowohl Djokovic et al. [4] als auch Hosking et al. [8] eine positive Korrelation zwischen Risikogruppe und Letalitätsrate.

Hosking et al. stellten keinen Unterschied hinsichtlich der postoperativen Letalität zwischen Patienten der Gruppe II und III, also Patienten mit einer leichten oder schweren Allgemeinerkrankung, fest. Die Gründe für die bereits relativ hohe Letalität der Patienten in Gruppe II wurden nicht erläutert. In den ASA-Klassen III–V sind keine Unterschiede zwischen der postoperativen Letalität von hochbetagten Patienten (Studien von Djokovic et al. sowie von Hosking et al.) und Patienten eines gemischten Alterskollektivs (Marx et al. [12]) festzustellen. In der ASA-Klasse II ist dagegen die Letalitätsrate bei den alten Patienten um den Faktor 3–10 höher. Obwohl ein Vergleich von Ergebnissen aus unterschiedlichen Studien ohne Zweifel nur bedingt möglich ist, sind die Unterschiede gerade in der Gruppe der Patienten mit leichten Vorerkrankungen auffallend und könnten ein Hinweis auf ein generell höheres Risiko im Alter infolge eingeschränkter Belastbarkeit sein. Leider ist die ASA-Klassifikation, die wegen ihres einfachen Klassifizierungssystems unbestreitbare Vorteile besitzt, in ihrem Ausgangswert außerordentlich beschränkt. So fehlen Informationen über die Art der Vorerkrankung, die Ursachen der Leistungsminderung und eine Definition des Schweregrades von Erkrankungen nach objektiven Kriterien. Unberücksichtigt bleiben bei der Risikoabschätzung außerdem Mehrorganfunktionsstörungen, die gerade im Alter eine wichtige Rolle spielen, sowie operative Einflüsse.

Tabelle 2. Präoperative Risikocheckliste des Instituts für Anästhesiologie der Ludwig-Maximillians-Universität München

0	1	2	3	4	Punkte
geplante Operation ☐ ambulant ☐ stationär		☐ dringliche Operation		☐ Notoperation	
OP-Gebiet		☐ thorakale OP ☐ abdominelle OP	☐ OP-Aorta		
Anästhesiedauer ☐ < 120 min	Anästhesiedauer ☐ 120–180 min	Anästhesiedauer ☐ > 180 min			
Alter ☐ 1–39 Jahre	Alter ☐ 40–59 Jahre	Alter ☐ > 59 Jahre			
Allgemeinzustand ☐ gut	☐ chron. konsum. Erkrankung	☐ Immobilisierung		☐ ak. Vitalbedrohung ☐ z. B. Schock, ☐ Lungenversagen	
☐ Bewußtsein ungetrübt				☐ Bewußtlosigkeit	
Herzleistung ☐ normal ☐ keine koronare Herzerkrankung	☐ Belastungsinsuffizienz ☐ Akrozyanose ☐ Digitalismedikation ☐ Herzvitium	☐ Herzvergrößerung ☐ Beinödeme ☐ Jugularvenenstauung ☐ Angina pectoris ☐ Innenschichtschaden i. EKG ☐ Infarkt vor > 6 Mo.	☐ Lungenstauung ☐ Infarkt vor < 6 Mo. ☐ > 1 abgelauf. Infarkt		
Herzrhythmus ☐ normal	☐ kein Sinusrhythmus ☐ AV-Block I, II ☐ kompl. Rechtsschenkelblock	☐ Tachykardie ☐ supraventrikuläre ES ☐ ventrikuläre ES ☐ Linksschenkelblock			
Kreislauf u. Gefäßsyst. ☐ unauffällig	☐ Hypertonie (RR > 145/95)	☐ arterielles Verschlußleiden			
Atmungsorgane ☐ unauffällig	☐ akute Bronchialerkrankung ☐ chron. Bronchialerkrankung ☐ Emphysem		☐ Pneumonie ☐ pulmonale Dyspnoe		
Stoffwechsel ☐ normal	☐ Übergewicht > 30 %	☐ Diabetes mellitus			
Serumkalium ☐ normal		Serumkalium ☐ < 3 mmol/l ☐ > 5 mmol/l			
Hämoglobingehalt ☐ normal		Hb ☐ < 12,5 g%			
Leberfunktion ☐ normal		☐ Transaminasen erhöht ☐ Gamma-GT erhöht ☐ Quick erniedrigt ☐ Lebercirrhose			
Nierenfunktion ☐ normal		Retentionswerte ☐ erhöht		Anzahl Punkte	
Risikogruppe	I geringes Risiko	II mittleres Risiko	III hohes Risiko		
Punkte	0–6	7–10	> 10		

Objektive Erfassung von Risikofaktoren

In den vergangenen Jahren sind verschiedene Klassifikationssysteme zur Erfassung des Risikos in Verbindung mit der Anästhesie anhand klar definierbar, objektiver Kriterien vorgestellt worden (z. B. [8, 11, 14, 16]). In der von uns entwickelten Risikocheckliste werden nach einem Punktsystem spezifische Risiken aus folgenden Bereichen berücksichtigt (Tabelle 2). Operationsdringlichkeit, Operationsgebiet, Anästhesiedauer, Lebensalter, Allgemeinzustand, Bewußtseinslage, Herzleistung, EKG, arterielles Gefäßsystem, Lunge und Atmung, Stoffwechsel sowie Meßwerte der Leber- und Nierenfunktion.

Innerhalb jedes Bereichs wird der Faktor mit dem höchsten Risiko bewertet. Die Einzelwerte werden summiert: die Patienten werden nach dem Gesamtwert in die Risikogruppe I (geringes Risiko, 0–6 Punkte) II (mittleres Risiko, 7–10 Punkte) oder Gruppe III (hohes Risiko, > 10 Punkte) eingestuft. In einer prospektiven Studie an mehr als 2100 Patienten [17] wurde diese Liste einer Überprüfung unterworfen und auch die Bedeutung des Lebensalters als Risikofaktor der Anästhesie näher untersucht.

Vorerkrankungen erhöhen die perioperative Komplikationsrate

Nach den Ergebnissen der Münchner Studie ließ sich ein klarer Zusammenhang zwischen postoperativer Komplikationsrate und präoperativ festgestellten Risikomerkmalen konstatieren: So wiesen Patienten mit Zeichen einer Herzerkrankung im Vergleich zu Patienten mit normaler Herzleistung eine um das 6- bis 20fach erhöhte Komplikationsrate auf. Höhergradig gefährdet waren insbesondere Patienten mit Herzvergrößerung sowie mit Lungen- und Jugularvenenstauung. Patienten mit Merkmalen einer koronaren Herzerkrankung waren erwartungsgemäß ebenfalls überdurchschnittlich gefährdet. Dies traf v. a. auf Patienten mit kürzlich durchgemachten Myokardinfarkt zu.

Das Vorliegen einer chronisch obstruktiven Atemwegserkrankung erhöhte die Komplikationsrate gegenüber einer normalen Lungenfunktion um das 4fache. Merkmale einer fortgeschrittenen pulmonalen Erkrankung wie pulmonale Dyspnoe und Pneumonie lagen zwar relativ selten vor, erhöhten aber die postoperative Komplikationsrate um den Faktor 15–20.

Durch Verknüpfung der Merkmale aus den verschiedenen Risikobereichen wird die Verlaufsvorhersage präzisiert. In Abb. 1 ist die postoperative Komplikationsrate in Abhängigkeit von der präoperativ ermittelten Risikopunkten dargestellt: die Komplikationsrate betrug bei Patienten mit bis zu 4 Risikopunkten 0 % und erreichte bei Patienten mit einer Punktzahl von 19 und mehr 100 %.

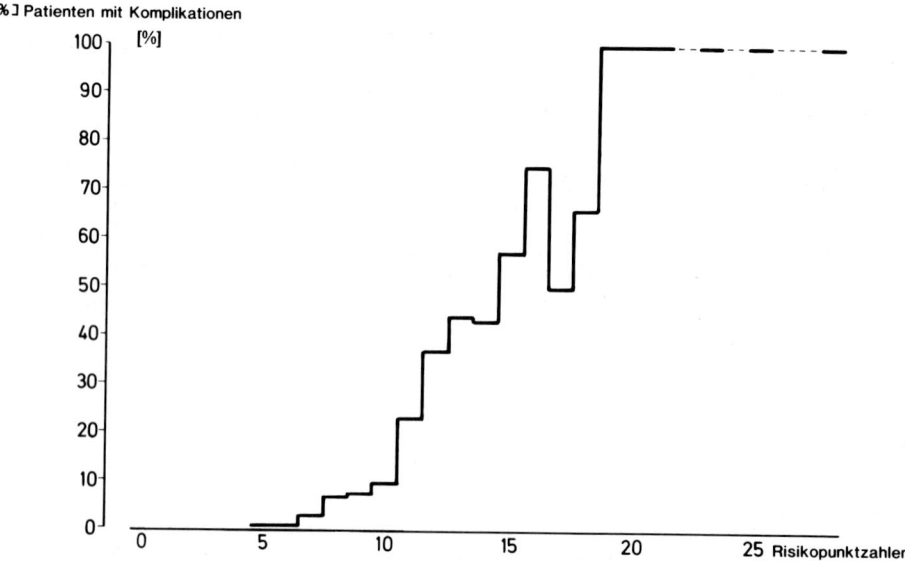

Abb. 1. Häufigkeit postoperativer Komplikationen in Abhängigkeit von der durch die Risikocheckliste ermittelten Risikopunktzahl. (Nach [17])

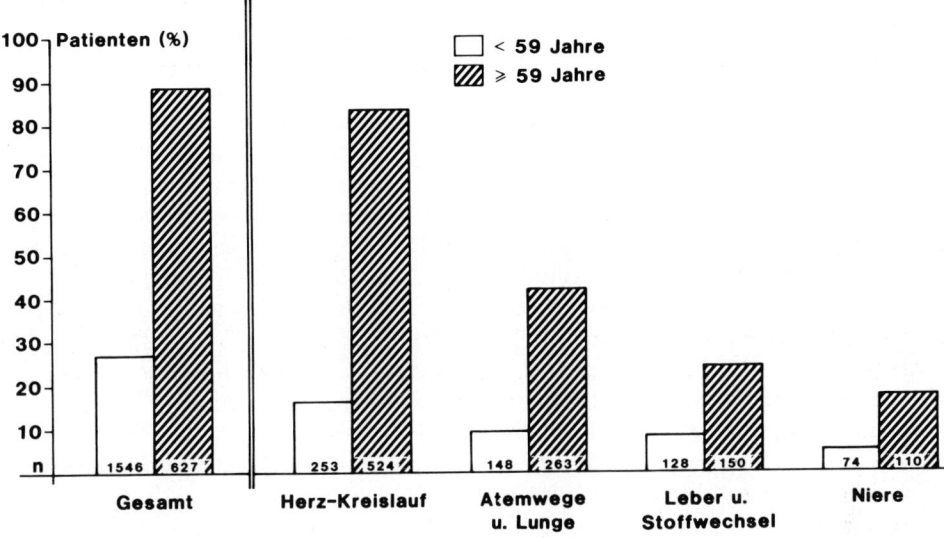

Abb. 2. Prozentuale Häufigkeit der Patienten mit Vorerkrankungen in verschiedenen Altersstufen. (Nach [17])

Tabelle 3. Vergleich der Inzidenz schwerer postoperativer Komplikationen in verschiedenen Altersstufen. Nach [17])

	Inzidenz [%]		Zunahme im Alter um Faktor
	≤ 59 Jahre n = 1546	≥ 60 Jahre n = 627	
Lungenembolie	–	1,0	(>15)
Schock	0,25	2,0	8
Herzinfarkt	0,2	1,4	7
Lungenödem	0,3	1,9	6
Maligne Herzrhythmusstörungen	0,3	1,8	5
Hypertensive Krise	0,1	0,6	5
Respiratorische Insuffizienz (>24 h postoperativ)	2,0	7,2	3
Pneumonie	1,5	3,7	2,5
Niereninsuffizienz	0,7	1,8	2,5

Zwischen Lebensalter und Komplikationsrate bestand folgender Zusammenhang: Patienten, die 60 Jahre und älter waren, wiesen eine Komplikationsrate von 10 % auf, diese war dreimal höher als bei jüngeren Patienten. Allerdings fanden sich risikoerhöhende Vorerkrankungen bei den älteren Patienten erwartungsgemäß häufiger als bei den jüngeren. Es stellt sich also die Frage, ob die erhöhte Komplikationsrate eine Funktion des Alters oder der zunehmenden Zahl an Risikofaktoren im Alter ist.

In Abb. 2 ist die Inzidenz risikoerhöhender Vorerkrankungen in beiden Altersgruppen dargestellt. Relevante Vorerkrankungen wurden bei nahezu 90% der älteren Patienten festgestellt, was verglichen zu den jüngeren einer Verdreifachung der Inzidenz entspricht. Bei 80% der älteren Patienten lagen kardiovaskuläre Erkrankungen vor, danach folgten in abnehmender Häufigkeit Erkrankungen des Respirationstrakts, metabolische Erkrankungen und die Niereninsuffizienz. Unter den schweren Komplikationen überwogen in beiden Altersgruppen die pulmonalen Störungen, gefolgt von kardiovaskulären Komplikationen (Tabelle 3). In allen Organsystemen war die Inzidenz der Komplikationen bei den älteren Patienten höher, wobei die größte Zuwachsrate bei den kardiovaskulären Komplikationen zu verzeichnen war. Ebenfalls standen bei älteren Patienten Herz-Kreislauf-Komplikationen unter den Todesursachen mit 44% an der Spitze, gefolgt von pulmonalen Komplikationen und Multiorganversagen.

Morbidität und Letalität im Alter: Entscheidende Beeinflussung durch Vorerkrankungen

Der Anstieg der peri- und postoperativen Morbidität und Letalität im Alter ist nach diesen Ergebnissen v. a. auf eine Zunahme der Vorerkrankungen, insbesondere des Herz-Kreislauf-Systems, zurückzuführen. Zur Überprüfung der Hypothese, ob das Lebensalter an sich ein Risikofaktor ist, wurde im Rahmen der Münchner Risikostudie in einem Rücktest bei allen Patienten das Alter nicht als Risikofaktor bewertet. Die Patienten wurden neu klassifiziert und in den Risikogruppen I, II und III die Komplikationsraten in den beiden Altersgruppen ermittelt. Wenn das Lebensalter ein unabhängiger Risikofaktor wäre, müßte in den einzelnen Risikogruppen bei den älteren Patienten eine höhere Komplikationsrate feststellbar sein. Dies war jedoch nicht der Fall (Abb. 3).

Bei Auftreten einer lebensbedrohlichen Komplikation war allerdings die Letalitätsrate bei den älteren Patienten insgesamt erhöht.

Diese Befunde lassen sich wie folgt interpretieren:

1) Die erhöhte postoperative Komplikationsrate älterer Patienten ist wahrscheinlich nicht eine Funktion des Lebensalters. Entscheidend sind Art und Schwere der risikoerhöhenden Vorerkrankungen, deren Inzidenz allerdings im Alter generell erhöht ist.
2) Die eingeschränkte physiologische Leistungsreserve der älteren Menschen spiegelt sich möglicherweise in der höheren Letalitätsrate bei einmal eingetretenen lebensbedrohlichen Komplikationen wieder.

Art und Lokalisation des operativen Eingriffs haben erwartungsgemäß auch Einfluß auf die Komplikationsrate. Bei den Risikopatienten führten belastende, „große" operative Eingriffe häufiger zu postoperativen Komplikationen als „kleine" Opera-

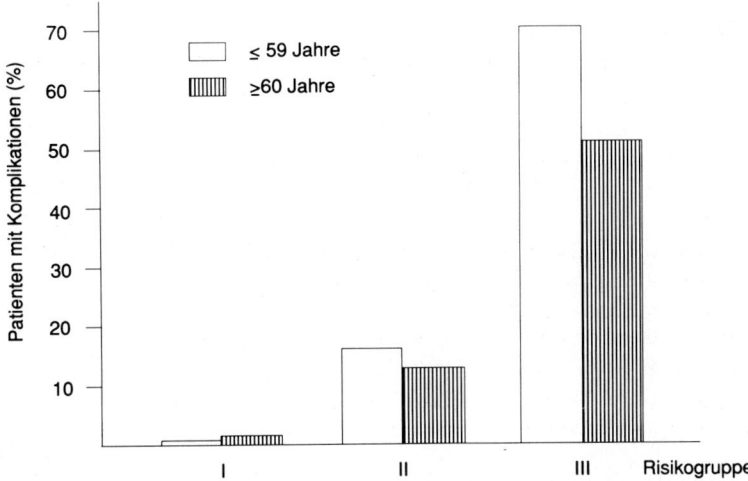

Abb. 3. Häufigkeit postoperativer Komplikationen in verschiedenen Altersstufen und Risikogruppen (ohne Bewertung des Risikofaktors „Alter"). (Nach [17])

tionen. Der Grad der Belastung durch den operativen Eingriff ist daher auch beim älteren Risikopatienten ein Faktor, der bei der Einschätzung des Gesamtrisikos entsprechend gewürdigt werden muß.

Zusammenfassung

Patienten tolerieren Anästhesie und Operation bis ins hohe Alter relativ gut. Es gibt demnach keine altersabhängigen Kontraindikationen gegen Operation und anästhesiologische Maßnahme. Gleichwohl ist die peri- und postoperative Komplikationsrate und Letalität im Alter erhöht. Der geriatrische Patient ist also mehr gefährdet als der jüngere. Verantwortlich hierfür ist v. a. die im Alter wesentlich erhöhte Inzidenz an kardiozirkulatorischen, pulmonalen metabolischen Vorerkrankungen. Kleine operative Eingriffe werden allerdings auch von den älteren Risikopatienten relativ gut toleriert. Die Wahl des Anästhesieverfahrens beeinflußt dagegen die postoperative Morbidität und Letalität kaum – selbstverständlich unter der Voraussetzung, daß die alterspezifischen Besonderheiten bei der Durchführung der Anästhesie angemessen berücksichtigt werden.

Literatur

1. American Society of Anaesthesiologists (1963) New classification of physical status. Anesthesiology 24:111
2. Davenport HT (1988) Anesthesia and the aged patient. Blackwell Scientific, Oxford
3. Del Guercio LRM, Cohn JD (1980) Monitoring operative risk in the elderly. JAMA 243:1350–1355

4. Denney JL, Denson JS (1972) Risk of surgery in patients over 90. Geriatrics 27:115–118
5. Djokovic JL, Hedley-Whyte J (1979) Prediction of outcome of surgery and anaesthesia in patients over 80. JAMA 242:2301–2306
6. Farrow SC, Fowkes FGR, Lunn JN, Robertson IB, Samuel P (1982) Epidemiology in anesthesia – II: Factors affecting mortality in hospital. Br J Anaesth 54:811–817
7. Fowkes FGR, Lunn JN, Farrow SC, Robertson IB, Samuel P (1982) Epidemiology in anesthesia – III: Mortality risk in patients with coexisting physical disease. Br J Anaesth 54:819–825
8. Goldman L, Caldera DL, Nussbaum SR et al. (1977) Multifactorial index of cardiac risk in noncardiac surgical procedures. N Engl J Med 297:845–850
9. Hosking MP, Warner MA, Lobdell CM, Offord P, Melton III J (1989) Outcomes of surgery in patients 90 years of age and older. JAMA 261:1909–1915
10. Keats AS (1979) What do we know about anesthetic mortality? Anesthesiology 50:387
11. Lutz H (1980) Präoperative Risikoeinschätzung nach objektiven Kriterien. Anästh Intensivther Notfallmed 15:287–292
12. Marx GF, Maeto CV, Ocking LR (1973) Computer analysis of postanesthetic deaths. Anesthesiology 39:54
13. McCally M (1984) Epidemiology of illness. In: Cassel K, Walsh R (eds) Geriatric medicine, vol II. Fundamentals of geriatric care. Springer, Berlin Heidelberg New York Tokyo
14. Peter K, Unertl K, Henrich G, Mai N, Brunner F (1980) Das Anästhesierisiko. Anästh Intensivmed 9:240–248
15. Schmucker P, Unertl K, Schmitz E (1984) Das physiologische Profil des fortgeschrittenen Lebensalters. Anästh Intensivmed 25:173–179
16. Unertl K, Wroblewski H (1987) Risikoeinteilung, perioperative Betreuung. In: Schütz RM (Hrsg) Praktische Geriatrie 7 – Bericht über die 7. Fortbildungstage in Travemünde vom 14.–16. 5. 87. Grafische Werkstätten, Lübeck
17. Unertl K, Wroblewski H, Glükher S, Henrich G, Rauch M, Peter K (1985) Das Risiko in der Anästhesie – eine prospektive klinische Studie. Münch Med Wochenschr 127:609–612
18. Warner MA, Hosking MP, Lobdell CM, Offord KP, Melton III J (1988) Surgical procedures among those > 90 years of age. Ann Surg 207:380–386

Hat das Alter Einfluß auf die Wahl des Narkoseverfahrens?

H. Metzler

Allgemein- oder Regionalanästhesie?

Es vergeht wohl kein Jahr, in dem nicht Experten der Anästhesiologie zur Frage spezieller Anästhesieverfahren im Alter Stellung nehmen und in dem ebenso junge Kollegen auf eine klare Antwort warten. Hitzige Diskussionen entzünden sich an der zentralen Frage: Allgemein- oder Regionalanästhesie?

1965 gibt Lawin auf diese Frage eine, wie er selbst sagt, vielleicht enttäuschende Antwort: „Die Anästhesie beim alten Patienten präsentiert keine wesentlichen Spezialitäten, sie benötigt ... keine ihr eigenen Techniken ... Die Art und Weise der Applikation ist wichtiger als das, was man gibt" [12].

25 Jahre später schreibt Lauven in einem Editorial: „Hinsichtlich der Auswahl der Anästhesie führen wahrscheinlich weniger „Wege nach Rom" als allgemein angenommen wird" [11].

Tabelle 1 faßt willkürlich 12 Autoren zusammen, die in Lehrbüchern, Refresherkursen oder Monographien zur Frage Allgemein- oder Regionalanästhesie Stellung nehmen. Vier Autoren befürworten – eindeutig oder vorsichtig – regionale Verfahren. In einer übersichtlichen Zusammenstellung weisen Sullivan u. Siker darauf hin, daß sich organspezifische Vorteile der Regionalanästhesie v. a. für das zentrale

Tabelle 1. Präferenz für ein Narkoseverfahren im Alter. Regionalanästhesie *(RA)*/Allgemeinanästhesie *(Allg.)*; [+ eindeutig bevorzugt, (+) vorsichtig bevorzugt]

	RA	Allg.
1982 Benzer (nach Mayrhofer u. Chott [19])	(+)	—
1983 Davenport [5]	—	—
1984 Lutz [16]	—	—
1984 Schmucker et al. [30]	—	—
1985 Dudziak [7]	—	—
1986 Lee/Atkinson [13]	—	—
1986 Lichtiger [15]	—	—
1986 Miller [22]	+	—
1986 Steven (nach Sullivan u. Sicker [31])	(+)	—
1987 Larsen [9]	—	—
1987 Owens [26]	+	—
1988 Roy [28]	—	—

Tabelle 2. Präferenz für ein Narkoseverfahren im Alter. Regionalanästhesie *(RA)*/Allgemeinanästhesie *(Allg.)*

Autor	Quelle	Patienten-alter	Diagnose/Operation	Vergleich RA-Allg.	Kommentar
Hole	Acta Scand 1980	70	Hüftendoprothese	RA+	Mentale Störung, pO_2
McKenzie	Br J Anaesth 1980	75	Femurhalsfraktur	RA+	pO_2 + o.S.
Stefansson	Acta Anaesth Scand 1982	83	Femurhalsfraktur	RA+	Herz/Kreislauf/Metabolismus
Teasdale	Ann R Coll Surg Engl 1982	61	Inguinolhernie	RA+	Diabetes
Wickström	Acta Anaesth Scand 1982	81	Femurhalsfraktur	–	Mortalität
Mann	Anaesthesia 1983	71	Unterschenkelamputation	RA(+)	Sedierung/Unruhe
Modig	Anesth Analg 1983	63	Hüftendoprothese	RA+	Thrombembolie
Riis	Acta Anaesth Scand 1983	70	Hüftendoprothese	–	Mentale Störung
McKenzie	Br J Anaesth 1984	74	Femurhalsfraktur	RA+	Thrombembolie
Bigler	Anaesthesia 1985	78	Hüftfrakturen	RA+	Mentale Störung
Walther	Anästh Intensivmed 1985	80	Endernagel	RA+	Statistik?
Mayrhofer	Anästh Intensivmed 1985	>70	Orthopädische Operation	RA(+)	Statistik?
Otteni	Anästh Intensivmed 1985	>60	Ges. Spektrum	–	Statistik?
Seeling	Anaesthesist 1985	62	Bifurkationsbypassy	–	Hämodynamik
Valentin	Br J Anaesth 1986	79	Femurhals-/Trochanterfraktur	RA+	Mortalität
Berggren	Acta Anaesth Scand 1987	77	Femurhalsfraktur	–	Mentale Störung
Davis	Br J Anaesth 1987	79	Femurhals-/Trochanterfraktur	–	Mortalität
Chung	Anesthesiology 1987	72	TUR	RA+	Mentale Störung

Nervensystem, das respiratorische System, aber auch für das Endokrinium ergeben, bezüglich des kardiovaskulären System sprechen einige Argumente dafür, einige dagegen. Für Niere und Leber lassen sich keine augenscheinlichen Vorteile ableiten [32].

Orientieren wir uns an Studien über die perioperative Morbidität und Mortalität, so sprechen gute Gründe dafür, nur nach 1980 publizierte Studien zu diskutieren, da sich im letzten Jahrzehnt doch beachtliche Neuerungen bei den Anästhetika und im Monitoring, aber auch Verbesserungen im Study Design und der statistischen Aufarbeitung ergeben haben (Tabelle 2).

Roy [28] betont ausdrücklich, daß Vor- oder Nachteile eines Narkoseverfahrens bei geriatrischen Patienten viel schwerer objektivierbar sind als bei jüngeren, da alte Patienten aufgrund ihrer Polymorbidität ein sehr heterogenes Kollektiv darstellen [28].

Von den Befürwortern der Regionalanästhesie werden folgende Vorteile angeführt:

Intraoperativ:
- kontinuierliche Kontrolle zerebraler Funktion;
- verminderter Blutverlust;
- geringe Stoffwechselalteration.

Postoperativ:
- mentale Störungen ↓,
- arterielles pO_2 ↑,
- Thrombose- und Thrombembolierate ↓,
- frühzeitige Mobilisierung ↑.

Zweifelsohne ist die kontinuierliche Kontrolle zerebraler Funktion unter Regionalanästhesie, z. B. bei der transurethralen Prostataresektion, eindeutig von Vorteil. Ein verminderter intraoperativer Blutverlust unter Regionalanästhesie, z. B. bei Operationen an der Hüfte, steht wohl vordergründig mit einem erniedrigten Blutdruckniveau im Zusammenhang [8, 17, 23, 36]. Unterschiedliche Auswirkungen auf Stoffwechselgrößen konnten Stefansson et al. v. a. postoperativ bei alten Patienten nachweisen, wo es nach Periduralanästhesien eher zu einer teilweisen Normalisierung als unter Neuroleptanalgesie kam [31]. Die aufgelisteten postoperativen Faktoren sind in einigen Studien gut untersucht. Hole et al. [8] sowie McKenzie et al. [18] konnten ähnlich älteren Studien nachweisen, daß Patienten nach einer Allgemeinanästhesie signifikant niedrigere pO_2-Werte aufwiesen als jene in einer Epiduralgruppe. Einige Untersucher fanden bei geriatrischen Patienten nach Allgemeinanästhesien häufiger mentale Störungen (Verwirrtheitszustände und Störungen der kognitiven Funktion) als nach Regionalanästhesie [4, 8]. Die Befunde blieben allerdings nicht unwidersprochen. So konnten Berggren et al. [2] aber auch Ries et al. [27] und Bigler [3] keine Unterschiede bezüglich postoperativer Verwirrtheitszustände eruieren, obwohl diese nach Halothananästhesie mit einer frühen postoperativen Hypoxämie korrelierten.

Erstaunlicherweise ist auch der Vorteil frühzeitiger postoperativer Mobilisierung und kürzerer Hospitalisierung nach Regionalanästhesie nicht ohne weiteres zu beweisen [3, 6, 17, 19, 36].

Da alte Patienten häufiger auf verschiedene Medikamente – unter anderem auch Psychopharmaka – eingestellt sind, können nachteilige Interaktionen unter Allgemeinanästhetika eher erwartet werden. Der Einfluß von Substanzen mit anticholinergen Effekten wird dabei diskutiert. Eindeutige Unterschiede bestehen in der Inzidenz postoperativer thromboembolischer Komplikationen [19, 22]. Der fördernde Einfluß der Spinal- oder Peridualanästhesie auf die venöse Stromstärke, Entleerungs- und Durchflußzeit scheint die Thrombenbildung in den tiefen Beinvenen zu vermindern. Dies betrifft besonders auch die Einleitungsphase der Anästhesie.

Einige sehr sorgfältig durchgeführte Studien haben in den letzten Jahren erneut die postoperative Mortalität alter Patienten nach Allgemein- und Regionalanästhesie untersucht. Die beiden größten Studien – eine australische und eine dänische – umfaßten jeweils etwa 600 Patienten und kamen zu ähnlichen Ergebnissen [6, 36]. Die Mortalität lag nach einem Monat in beiden Gruppen zwischen 6 und 8%, ebenso die Langzeitmortalität nach einem Jahr. McKenzie et al. dagegen beobachteten in ihrem Patientenkollektiv von 150 Patienten in den ersten 14 Tagen nach der Operation eine deutlich höhere Mortalität in der Allgemeinanästhesiegruppe [19]. Dieser statistisch signifikante Unterschied ging allerdings nach zwei Monaten wieder verloren.

Wickström et al. verglichen die Mortalität von geriatrischen Patienten bei 5 verschiedenen Narkoseverfahren [38]. Das Kollektiv umfaßte 169 Patienten; es konnte kein Unterschied beobachtet werden.

Lauven et al. kommen unter Zugrundelegung aller aktueller Studien zu dem Schluß, daß postoperative Morbidität und Mortalität geriatrischer Patienten verfahrensunabhängig sind, betonen andererseits aber, daß es in manchen Bereichen der Allgemein- und Gefäßchirurgie, sowie der Urologie Vorteile der Lokalanästhesie gäbe [10].

Als bevorzugte Operationen in rückenmarksnaher Anästhesie gelten beim alten Patienten:
– Hüftchirurgie,
– Transurethrale Prostataresektion,
– Inguinalhernie,
– Eingriffe am Fuß und Unterschenkel,
– Gefäßeingriffe an der unteren Extremität und der Beckenarterie.

Limitierende Faktoren der Regionalanästhesie sind:
– Geltende absolute und relative Kontraindikationen, z. B lokale und systemische septische Zustandsbilder, neurologische Erkrankungen des Gehirns und Rückenmarks, Gerinnungsstörungen, ablehnende Haltung des Patienten.
– Bei zusätzlicher Sedierung bzw. inadäquater Analgesie gehen die Vorteile der Regionalanästhesie verloren.
– Die hohe rückenmarksnahe Anästhesie ist ein Verfahren mit vermehrtem kardialen und respiratorischen Risiko.

Allgemeinanästhesie – gibt es ein bevorzugtes Verfahren?

In den vergangenen Jahren hat man immer wieder versucht, Vorteile des einen oder anderen allgemeinen Narkoseverfahrens (Inhalationsanästhesie, belancierte Anästhesie, Neuroleptanalgesie) herauszuarbeiten [33, 35, 38].

Tatsächlich hat keine dieser Untersuchungen markante Unterschiede beweisen können. Sie sind wohl auch in Zukunft nicht ohne weiteres zu erwarten. Unter Zugrundelegung altersphysiologischer und -pharmakologischer Gesichtspunkte erscheint es aber einleuchtend, kurzwirksame und damit gut steuerbare Substanzen einzusetzen. In diesem Lichte müssen auch die Vorteile der neueren Opioide, v. a. von Alfentanil, gesehen werden.

Motsch et al. berichteten 1985 über gute Erfahrungen mit Alfentanil bei älteren Patienten, wobei sie zur Einleitung 20–30 µg/kg Alfentanil/kg KG verwendeten und daran eine kontinuierliche Infusion mit 1– 1,5 µg/kg KG anschlossen [24].

Lemmens et al. wiesen in einer 1988 publizierten Arbeit darauf hin, daß zur Vermeidung unerwünschter Nebenwirkungen – v. a. der Hypotension – im Vergleich zu jungen Patienten Dosisreduktionen erforderlich sind, was bei Plasmakonzentrationen um 300 ng/ml Alfentanil am ehesten zu erreichen war [14].

In der Frage der Prämedikation besteht heute Einigkeit darüber, daß viele alte Patienten überhaupt keine „pharmakologische" Prämedikation benötigen, sehr wohl aber ein vertrauensbildendes Prämedikationsgespräch. Abgesehen von der notwendigen Dosisreduktion ist die Substanzwahl operationsabhängig. Falls der alte Patient auf bestimmte Pharmaka (Sedativa, Tranquilizer etc.) eingestellt ist, sollten diese bevorzugt werden.

Regionalanästhesie – gibt es ein bevorzugtes Verfahren?

Mehr noch als in der Allgemeinanästhesie erscheint es unwahrscheinlich, ein für den alten Menschen spezielles regionalanästhetisches Verfahren herauszufinden. Prinzipiell sind bei passender Indikation, Erfahrung und Geschicklichkeit örtliche Nerven- oder Plexusblockaden zu bevorzugen.

Die intravenöse Regionalanästhesie – von einigen Verfechtern gepriesen – halten wir nicht für eine primär empfehlenswerte Technik. Komplikationen treten zwar selten auf, wenn sie allerdings auftreten, können sie gerade beim alten Patienten fatale Folgen nach sich ziehen. Hingegen sprechen heute breite klinische Erfahrungen für die Kombination von Allgemeinanästhesie und periduraler Anästhesie. Dies bezieht sich nicht so sehr auf den intraoperativen Verlauf, sondern auf die Möglichkeit, eine optimale postoperative Analgesie zu gewährleisten.

Narkoseverfahren – Narkoseführung

Entzünden sich Diskussionen von Verfechtern und Gegnern bevorzugter Narkoseverfahren im Alter, so steht die Notwendigkeit zu spezieller Narkoseführung außer Streit.

Schlagwortartig seien die Schwerpunkte der Narkoseführung beim alten Patienten im folgendem aufgelistet:

- Dosisreduktion,
- großzügiger Einsatz von invasivem Monitoring,
- Interventionsgrenzen eng ziehen,
- Hyperventilation vermeiden,
- Extremstellungen des Kopfes vermeiden,
- Hypothermie vermeiden,
- maskierte Anämien und Hypovolämien, wenn möglich, präoperativ korrigieren,
- präoperative Atemgymnastik forcieren,
- postoperative Intensivbetreuung prolongieren.

Zukünftige Perspektiven

Nachdem Vor- und Nachteile einzelner Narkoseverfahren in den letzten Jahren aufgezeigt wurden, nachdem sich heute die Kombination von Allgemein- und Epiduralanästhesie zu einem etablierten Verfahren entwickelte und nachdem uns heute eine breite Palette an gut steuerbaren, selektiven und nebenwirkungsarmen Substanzen zur Verfügung steht, läßt sich die Frage Regional- und Allgemeinanästhesie in den 90er Jahren wohl nicht mehr so simpel stellen. Es ergibt sich die Notwendigkeit, moderne Erkenntnisse der Altersphysiologie und Alterspharmakologie in unser Anästhesiemanagment einzubauen. Da entscheidende Ansätze zu einer Senkung der perioperativen Morbidität und Mortalität des geriatrischen Patienten in der postoperativen Betreuung liegen, ergibt sich schließlich die Frage, inwieweit sich die Forderung nach maximaler intensivmedizinischer Betreuung des alten Patienten immer erfüllen läßt. An der Lösung dieser Problematik wird der Anästhesist kompetenter Mitverantwortung zu tragen haben.

Zusammenfassung

- Primär bestimmt immer die Narkoseführung (z. B. Dosisreduktion) den Erfolg beim geriatrischen Patienten und nicht das Narkoseverfahren.
- Bei bestimmten operativen Eingriffen scheint die Regionalanästhesie Vorteile gegenüber allgemeinen Narkoseverfahren zu besitzen.
- Kurzwirksame und damit gute steuerbare Substanzen sind bei Allgemeinanästhesien zu bevorzugen.
- Die Güte der postoperativen Betreuung des alten Menschen besitzt hohen Stellenwert.

Literatur

1. Atkinson RS, Rushman GB, Lee JA (1982) A synopsis of anaesthesia. Wright, Bristol
2. Berggren D, Gustafson Y, Eriksson B, Bucht G, Hansson LI, Reiz S, Winblad B (1987) Postoperative confusion after anaesthesia in elderly patients with femoral neck fractures. Anesth Analg 66:479–504
3. Bigler D, Adelhoj B, Petring OU, Pederson NO, Busch P, Kalhke P (1985) Mental function and morbidity after acute hip surgery during spinal and general anaesthesia. Anaesthesia 40:672–676
4. Chung F, Meier R, Lautenschlager E, Carmichael FJ, Chung A (1987) General or Spinal Anaesthesia: which is better in the elderly? Anesthesiology 67:422–427
5. Davenport HT (1983) Anaesthesia for the geriatric patient. Can Anaesth Soc J 30:51–55
6. Davis FM, Woolner DF, Frampton C, Wilkinson A, Grant A, Harrison RT, Roberts MTS, Thadaka R (1987) Prospective, multi-centre trial of mortality following general or spinal Anaesthesia for hip fracture surgery in the elderly. Br J Anaesth 59:1080–1088
7. Dudziak R (1985) Lehrbuch der Anästhesiologie. Schattauer, Stuttgart
8. Hole A, Terjesen T, Breivik H (1980) Epidural versus general anaesthesia for total hip arthroplasty in elderly patients. Acta Anaest Scand 24:279–287
9. Larsen R (1987) Anästhesie, 2 Aufl. Urban & Schwarzenberg, München
10. Lauven PM, Dierke CH (1989) Narkose versus Regionalanaesthesie. In: Lauven PM, Stoeckl H (Hrsg) Anästhesie und der geriatrische Patient, INA 68. Thieme, Stuttgart
11. Lauven PM, Krier C, Stoeckl H (1989) Anästhesie und der geriatrische Patient. Anästh Intensivther Notfallmed 24:75–76
12. Lawin P (1965) Alter Patient und Anaesthesie. Anaesthesist 14:103–107
13. Lee JA, Atkinson RS (1986) Synopsis der Anästhesie. Fischer, Stuttgart New York
14. Lemmens HJM, Bovill JG, Burm AGL, Hennis PJ (1988) Alfentanil infusion in the elderly. Anaesthesia 43:850–856
15. Lichtiger M (1986) Anästhesie bei geriatrischen Patienten. Klinische Anästhesie, Curr Rev 4:7
16. Lutz H (1984) Anästhesiologische Praxis. Springer, Berlin Heidelberg New York Tokyo
17. Mann RAM, Bisset WIK (1983) Anaesthesia for lower limb amputation. A comparison of spinal analgesia and general anaesthesia in the elderly. Anaesthesia 38:1185–1191
18. McKenzie PJ, Wishart HY, Dewar KMS, Gray I, Smith G (1980) Comparison of the effects of spinal anaesthesia and general anaesthesia on postoperative oxygenation and perioperative mortality. Br J Anaesth 52:49
19. McKenzie PJ, Wishart HY, Smith G (1984) Long-term outcome after repair of fractured neck of femur. Comparison of subarachnoid and general anaesthesia. Br J Anaesth 56:581
20. Mayrhofer O, Chott F (1982) Die Anästhesie im Greisenalter. In: Benzer H, Frey R, Hügin W, Mayrhofer O (Hrsg) Anästhesiologie, Intensivmedizin und Reanimatologie. Springer, Berlin Heidelberg New York , S 616–619
21. Mayrhofer O, Schwarz S, Ulmer-Bata L (1985) Anästhesieprobleme bei der orthopädischen Alterschirurgie. Anästh Intensivmed 26:305–307
22. Miller RD (1986) Anesthesia. Livingstone, New York
23. Modig J, Borg T, Karlström G, Maripuu E, Sahlstedt B (1983) Thromboembolism after total hip replacement: role of epidural and general anesthesia. Anesth Analg 62:174–80
24. Motsch J, Ismaily AJ, Blohn K von (1985) Klinische Erfahrungen mit Alfentanil (Rapifen®) bei Risiko-Patienten im höheren Lebensalter. Anästh Intensivmed 26:268–273
25. Otteni JC, Calon B, Pottecher T, Galani M, Tiret L (1985) Komplikationen der Anästhesie in höheren Lebensalter. Anästh Intensivmed 26:297–301
26. Owens WD (1987) Anesthetic principles applied to the elderly patient. ASA Refresher Course 152

27. Ries J, Lomholt B, Haxholdt O, Kehlet H, Valentin N, Danielsen U, Dyrberg V (1983) Immediate and long-term mental recovery from general versus epidural anesthesia in elderly patients. Acta Anaesthesiol Scand 27:44–49
28. Roy RC (1988) Anesthetic techniques for the elderly. ASA Refresher Course 276
29. Seeling W, Ahnefeld FW, Hamann H, Heinrich H, Hutschenreiter S, Rosenberg G, Spilker D, Vollmar J (1985) Aortofemoraler Birfurkationsbypass – Der Einfluß des Anaesthesie- verfahrens (NLA, thorakale kontinuierliche Katheterperiduralanaesthesie) auf Kreislauf, Atmung und Stoffwechsel. Anaesthesist 34:417–428
30. Schmucker P, Unertl K, Schmitz E (1984) Das physiologische Profil des fortgeschrittenen Lebensalters. Anaesth Intensivmed 25:173–179
31. Stefansson T, Wickström I, Haljamäe H (1982) Effect of neurolept and epidural analgesia on cardiovascular function an tissue metabolism in the geriatric patient. Acta Anaesth Scand 26:386–392
32. Sullivan DR, Siker ES (1986) The pros and cons of regional anesthesia. In: Stephen CR (ed) Geriatric anesthesia. Butterworths, Boston
33. Tammisto T (1985) Wahl geeigneter Mittel für Allgemeinanästhesien im höheren Lebensalter. Anästh Intensivmed 26:302–304
34. Teasdale C, McCrun A (1982) A randomized controlled trial to compare local with general anesthesia for short-stay inguinal hernia repair. Ann R Coll Surg Engl 64:238
35. Ungemach J (1987) Inhalationsanaesthesie oder „Balancierte Anaesthesie". Anaesthesist 36:288–291
36. Valentin N, Lomholt B, Jensen JS, Hejgaard N, Kreiner S (1986) Spinal or general Anaesthesia for surgery of the fractured hip? Br J Anaesth 58:284–291
37. Walther U, Rietbrock J (1985) Anästhesie im Alter am Beispiel der Ender-Nagelung. Anästh Intensivmed 26:308–310
38. Wickström I, Homberg I, Stefansson T (1982) Survival of female geriatric patients after hip fracture surgery. A comparison of 5 anesthetic methods. Acta Anaest Scand 26:607–614

Besonderheiten der Narkoseführung bei geriatrischen Patienten in der Ophthalmologie

S. Piepenbrock, J. Schäffer

Für alle geriatrischen Patienten gilt, daß der Prozeß des Alterns verbunden ist mit fortschreitenden Veränderungen der Organstruktur, die die funktionelle Reserve der Organe vermindern und die Anpassungsfähigkeit der alten Patienten an Belastungen – wie Narkose und Operation – einschränken. Zusätzlich erhöhen häufig vorhandene Krankheiten (Polymorbidität) das perioperative Risiko beim alten Patienten. Zur Minderung dieses Risikos gilt es nicht nur präoperativ vorhandene Krankheiten adäquat zu behandeln, sondern auch die Narkoseführung auf die physiologischen und pathophysiologischen Besonderheiten des alten Patienten abzustimmen. Welche besonderen Aspekte sind nun speziell bei der Narkoseführung im Alter bei ophthalmologischen Operationen hervorzuheben?

Altersstruktur und Krankheiten

Zunächst ist ganz allgemein festzustellen, daß die Ophthalmologie zu den operativen Disziplinen mit einer typischen Altersverteilung der Patienten gehört (wie z. B. Gefäßchirurgie, Orthopädie), wobei gerade im letzten Jahrzehnt ein enormer Anstieg der Zahl der über 60 Jahre alten Patienten zu verzeichnen ist. Bei den über 60 Jahre alten Patienten wird über Zuwachsraten um das 8fache und bei den über 80jährigen sogar um das 15fache berichtet (Purschke et al. 1989). Im Gegensatz zur Altersverteilung in der Allgemeinchirurgie, die wie in der Gesamtbevölkerung eine glockenförmige Verteilung aufweist, findet sich in der Augenchirurgie eine hochsignifikante Dominanz der über 60 Jahre alten geriatrischen Patienten und eine zusätzliche Spitze bei den 1–5 Jahre alten Kleinkindern (Keßels et al. 1989). Charakteristisch für die Augenchirurgie ist weiterhin, daß im Vergleich zur Allgemeinchirurgie ein wesentlich höherer Anteil von Patienten Zusatzerkrankungen aufweist. So zeigt eine Zusammenstellung von Keßels et al. beim Diabetes mellitus 17% Erkrankungen in der Ophthalmologie und nur 3% in der Allgemeinchirurgie, beim Hypertonus 29% zu 15%, bei der Herzinsuffizienz 13% zu 7% und bei der Angina pectoris 11% zu 7%. Die ätiologischen Zusammenhänge zwischen der Grunderkrankung und der Augenerkrankung sind hierbei evident.

Aspekte der Augenchirurgie

Neben diesen allgemeinen Gesichtspunkten sind für die Narkoseführung in der Ophthalmologie hochspezifische Aspekte der Augenchirurgie zu berücksichtigen.

Hierbei kann man die Besonderheiten aller Augenoperationen abgrenzen von der Sonderstellung der intraokularen Chirurgie. Bei der Besprechung der pathophysiologischen und operationstechnischen Besonderheiten wird klar werden, daß eine unzureichende Anästhesie deletäre Komplikationen für das Auge haben kann.

Besonderheiten aller Augenoperationen

Besonderheiten aller ophthalmologischer Eingriffe sind v. a. bedingt durch sog. okulogene Effekte. In erster Linie ist das der okulokardiale Reflex, ausgelöst durch Zug an den extraokulären Muskeln oder durch Druck auf das Auge. Dieser trigeminovagale Reflex geht zumeist mit Bradykardie einher. Im Extremfall kann es zum Herzstillstand kommen. Es gibt jedoch auch tachykarde Formen. Die Therapie besteht in Unterbrechung der auslösenden Ursache und eventuell Atropin i.v. Ein akutes Glaukom kann aufgrund der trigeminovagalen (Vaguskerne) Verknüpfung unter anderem ein „akutes Abdomen" vortäuschen.

Die Pupillenweite als Kriterium der Narkosetiefe entfällt in der Augenchirurgie. Die kleinen Dimensionen bedingen die Arbeit mit dem Operationsmikroskop und ein absolut ruhiges Operationsfeld. Aus der sehr dichten Innervierung der Augengewebe, insbesondere der Cornea, ergibt sich eine niedrige Schmerzschwelle. Eine nicht ausreichende Narkosetiefe kann Schutzreflexe nicht genügend unterdrücken.

Die Häufung von besonderen Krankheiten bei dem geriatrischen Klientel ist bereits oben dargestellt worden. Die spezielle Augenerkrankung ist häufig Folge der Allgemeinerkrankung wie Diabetes mellitus oder auch rheumatoide Arthritis.

Sonderstellung der intraokularen Chirurgie

Neben den besonderen Gesichtspunkten, die für alle Augenoperationen gelten, müssen die spezielle Aspekte bei intraokularen Eingriffen bei der Anästhesieplanung und -führung berücksichtigt werden. Dies bezieht sich insbesondere auf die Mechanismen, die durch die Veränderung des intraokularen Druckes verursacht sind. Bei geschlossenem Auge sind innerhalb der festen, elastischen Hornhautsklerahülle vor allem die dynamischen Größen Kammerwasser und Gefäßvolumen der Choreoidea (Aderhaut) für den beim Gesunden zwischen 12 und 16 mm Hg liegenden intraokularen Druck verantwortlich. Ist das Auge operativ oder auch traumatisch eröffnet, so fällt der intraokulare Druck plötzlich auf atmophärisch 0 ab. Jetzt wird im Bulbus nur noch ein geschlossener Raum durch die Sklera und das Iris-Linsen-Diaphragma gebildet. Jegliche Druckerhöhung in diesem Raum äußert sich als ein Vorwärtsdrängen des Iris-Linsen-Diaphragmas in Richtung Wundspalt, was am offenen Auge als „Vis a tergo" bezeichnet wird (Ruprecht 1989).

Wesentlicher Faktor für die „Vis a tergo" ist v. a. der Füllungszustand der Aderhaut. Dieser kann insbesondere durch erhöhten arteriellen oder venösen Druck zunehmen. Hypertonie, zu flache Narkose, Hypoventilation, Jugularvenenkompression durch z. B. eine Struma oder zu starke Kopfseitenlagerung, Rechtsherzinsuffizienz mit oberer Einflußstauung, Husten und Pressen können demnach die „Vis a tergo" erhöhen. Es droht durch die „Vis a tergo" ein Prolaps intraokularer Gewebe

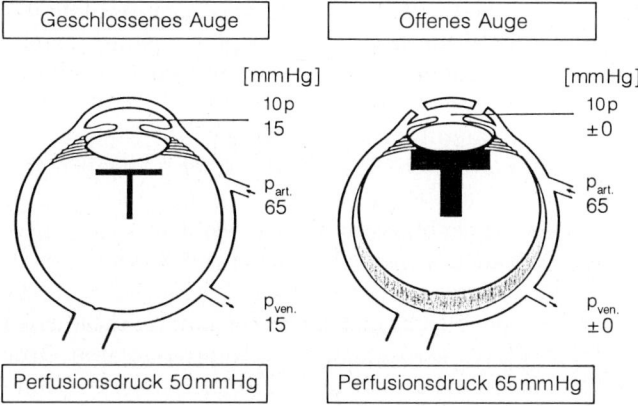

Abb. 1. Pathophysiologische Verhältnisse zwischen intraokularem Druck und Perfusionsdruck bei geschlossenem und offenem Auge. Bei offenem Auge erhöht sich der Perfusionsdruck der Aderhaut und läßt sie anschwellen. Je nach Ausprägung der „Vis a tergo" kommt es zu einem mehr oder weniger starken Vordringen von Glaskörper, Linse und Iris. (Nach Ruprecht 1989)

(Glaskörper, Iris, Linse) in den Wundspalt, und im Extremfall kann eine sog. „expulsive" Blutung bei Zerreißung choreoidaler Gefäße zum Verlust des Auges führen.

Weitere Faktoren für die „Vis a tergo" sind mechanischer Druck von außen durch z. B. retrobulbäre Lokalanästhetikainjektion, Lidsperrer oder Finger des Operateurs und externe Muskelaktion durch Kontraktion der extraokulären Muskeln. Die muskulären Mechanismen der intraokulardruckerhöhenden Eigenschaften von Succinylcholin – wobei eine Blutvolumenzunahme im konjunktivalen und wohl auch uvealen Gefäßbett wohl ein zusätzlicher wesentlicher Faktor ist – werden häufig als Grund angeführt, bei perforierenden Augenverletzungen kein Succinylcholin zur Narkoseeinleitung zu verwenden. Es gibt jedoch sowohl in der anästhesiologischen als auch in der ophthalmologischen Literatur keine einzige Originalpublikation, die den Verlust von Bulbusinhalt, verursacht durch Succinylcholin, belegt.

Anästhesie und intraokularer Druck bzw. „Vis a tergo"

Für die Durchführung einer Narkose bei einem intraokularen Eingriff ist es wichtig zu wissen, welchen Einfluß die einzelnen Substanzen bzw. Narkoseverfahren auf die „Vis a tergo" bei offenem Auge bzw. auf den intraokularen Druck bei geschlossenem Auge haben, wobei intraokularer Druck und „Vis a tergo" als gleichgerichtete Größen aufzufassen sind. Am Patienten gemessen worden ist aber nur jeweils die Veränderung des intraokularen Druckes.

Generell senken alle klinisch üblichen Sedativa und Tranquilizer den intraokularen Druck durch eine, wie man annimmt, Dämpfung von Regelzentren in Mittelhirn (Jantzen et al. 1989). Barbiturate sollen zusätzlich den Kammerwasserabfluß auf Trabekelebene begünstigen. Benzodiazepine vermindern den intraokularen Druck nur bei parenteraler Gabe, Midazolam und Diazepam gelten als gleichwertig (Fragen

u. Hauch 1981). Etomidat wird die stärkste intraokulare Drucksenkung zugeschrieben. Über die Wirkung von Opiaten gibt es kaum ausreichende Aussagen. Morphin i.m. soll zum Abfall des intraokularen Druckes geführt haben. Fentanyl soll den intraokularen Druck nicht beeinflussen, in Kombination mit Neuroleptika jedoch zum intraokularen Druckabfall führen.

Über Ketamin werden widersprüchliche Angaben gemacht. Intraokuladruckanstiege sind in der Regel in älteren Untersuchungen unter Spontanatmung und Intraokulardruckabfälle in in neueren Untersuchungen unter kontrollierter Beatmung gefunden worden. Parallelen zur Veränderung des intracraniellen Druckes nach Ketamingabe werden deutlich (Pfenninger et al. 1984).

Die drei heute gebräuchlichen Inhalationsanästhetika Halothan, Enfluran und Isofluran senken dosisabhängig den intraokularen Druck, wobei eine Dämpfung zentraler Steuermechanismen, die Relaxierung der Orbitamuskeln und eine Durchblutungsabnahme durch Blutdruckminderung als ursächlich angesehen werden. Lachgas wird kein Einfluß auf den intraokularen Druck zugeschrieben. Die Größenzunahme der Schwefelhexafluoridblase bei der Glaskörperchirurgie durch Lachgas mit postoperativem Schrumpfen stellte eine Sondersituation dar.

Die kontrollierte Hyperventilation bildet eine wirkungsvolle Maßnahme zur Senkung des intraokularen Druckes. Über eine Konstriktion des uvealen Gefäßbettes kann ein erhöhter p_aO_2 den intraokularen Druck vermindern, was aber klinisch praktisch nicht nutzbar ist.

Alle kompetitiven Muskelrelaxanzien führen über eine Reduzierung des Tonus der äußeren Augenmuskeln zu einer tendenziellen intraokularen Druckabnahme. Hinzu kommt sicherlich auch, daß der Beatmungsdruck gesenkt wird und damit der venöse Abfluß verbessert wird. Der Anstieg des intrakularen Druckes durch Succinylcholin ist in seiner klinischen Bedeutung zu relativieren (Jantzen et al. 1989).

Alle Faktoren, die den Venendruck erhöhen, wie entsprechende Kopflagerung, Husten, Pressen, Würgen und Erbrechen, können unter Umständen zu fulminanten Intraokulardrucksteigerungen führen. Anstiege des arteriellen Mitteldrucks, die u. a. durch Streß z. B. bei Intubation oder Operation in zu flacher Narkose bedingt sein können, erhöhen ebenfalls kurzfristig den intraokularen Druck.

Es sei noch einmal betont, daß für jegliche anästhesiologische Maßnahme bei intraokularen Eingriffen im Hinblick auf den Operationserfolg nicht der intraokulare Druck maßgeblich ist (der bei Eröffnung der Vorderkammer gleich 0 ist), sondern in welche Richtung sich das Iris-Linsen-Diaphragma bewegt. Die hierfür ganz wesentliche Volumenzunahme der Aderhaut ist bei offenem Auge weitgehend von den systemischen arteriellen, wie venösen Blutdruckverhältnissen abhängig.

Probleme der Narkoseführung

Bei der Auswahl des Anästhesieverfahrens und auch der Dosierung der Anästhetika gilt es v. a. die folgenden Zielvorstellungen zu realisieren: vollständige Bewegungslosigkeit, kontrollierte Blutdruckverhältnisse, niedrige Narkotikadosierung (balanzierte Anästhesie) und kurze ruhige Aufwachphase (Naujoks et al. 1989).

Die Anwendung der kurznarkotikainduzierten „reinen NLA" bringt dabei einige Probleme mit sich. Initial ist eine möglicherweise relativ hohe Fentanyldosierung auch bci begleitender DHB-Gabe notwendig, um empfindliche Reaktionen des Auges bei Operationsbeginn abzufangen. Bei den häufig sehr kurzen Operationszeiten ist dann unter Umständen eine Antagonisierung erforderlich, die selbst bei Titration überschießende Reaktionen mit Blutdruck- und Herzfrequenzanstieg auslösen kann. Eine DHB-Dosierung von 10 mg oder mehr ist oft bei den geriatrischen Patienten mit relativen Volumenmangel mit einem sehr deutlichen Blutdruckabfall verbunden. Vorhergehende Kreislaufauffüllung kann dieses jedoch relativieren.

Eine plötzliche Kreislaufstimulation kann man mit der NLA nicht adäquat begegnen, d. h. diese Narkoseform ist nicht besonders gut steuerbar. Dies ist besonders in der Augenchirurgie ein besonderes Problem wegen der potenziellen Gefahren für das Auge. In diesen Situationen ist dann wohl nur die Gabe eines Antihypertonikums therapeutisch zu nutzen.

Bei der nicht besonders ausgeprägten Reflexdämpfung durch die NLA muß in jedem Fall volständig relaxiert werden, wobei der klinisch ausreichende Effekt optimalerweise durch Relaxometrie verifiziert werden sollte. Bei kurzen Augenoperationen ist unter Umständen dann wieder eine Antagonisierung der Relaxierung notwendig.

Von Vorteil bei der NLA ist sicherlich die relativ geringe Kreislaufbeeinträchtigung bei entsprechender vorhergehender Kreislaufauffüllung. Weiterhin kann man bei geschicktem Handhaben ein sanftes Erwachen mit wenig Husten, Pressen, Würgen oder gar Übelkeit bewerkstelligen.

Bei Anwendung einer reinen Inhalationsnarkose muß man unter Umständen relativ hohe Dosierungen zur Blutdruckkontrolle anwenden, was dann die Gefahr negativer Herz-Kreislauf-Effekte, insbesondere bei den geriatrischen Patienten, in sich birgt. Die Neigung zu stärkerem Husten und Pressen ist bei der Narkoseausleitung größer als bei der NLA. Aus Sicherheitsgründen für das Auge auch bei der Inhalationsanästhesie auf eine schonende Narkoseausleitung mit Extubation bei ausreichender Spontanatmung aber bei möglichst noch tief genug schlafenden Patienten zu achten. Der Anästhesist kann sich allerdings bei den heutigen Nahttechniken durchaus darauf verlassen, daß durch mäßiges Husten und Pressen keine Nahtdehiszenz zustande kommt. Heftiges Erbrechen und Husten kann jedoch bei der durch den operativen Eingriff gestörten inneren Statik des Auges zu intraokularen Blutungen führen.

In der klinischen Praxis werden zunehmend balanzierte Anästhesietechniken angewendet, die die Vorteile der verschiedenen Substanzen nutzen und bei geringer Dosierung die Nachteile der einzelnen Substanzen vermindern. So bevorzugen Naujoks et al. (1989) bei Operationen am offenen Auge die Anwendung von Substanzen wie Midazolam (Dosierung im Mittel 5 mg), Alfentanil (1,1 mg), Etomidat (12 mg), Succinylcholin (100 mg), Vecuronium (7,6 mg), Enfluran (0,5 Vol-%) und N_2O (60%). Eine sichere Relaxierung wird dabei durch Relaxometrie überwacht. Da regelmäßig sowohl die Relaxans- als auch die Opiatwirkung antogonisiert wird, kann die Zeitspanne zwischen Operationsende und Abgabe des Patienten (im Mittel 11 min) sehr kurz gehalten werden. Die notwendige Blutdruckeinstellung konnte bei diesem Vorgehen allerdings auch nur durch die Gabe von

Antihypertonika gewährleistet werden, wobei in 67% der Fälle Dihydralazin (mittlere Dosierung 8,5 mg) und in 56% der Fälle Glycerolnitrat (mittlere Dosis 0,25 mg) eingesetzt wurde.

Radig u. Hachenberg (1989) verwenden zur Linsenimplantation eine mit Thiopental oder Etomidat eingeleitete Inhalationsanästhesie mit der zusätzlichen Gabe von Alfentanil zur Einleitung und als Repetitionsdosis zum Schnittpunkt. Eine vollständige Relaxation wird mit Vecuronium erzielt, dessen Wirkung mit einem Nervenstimulator überwacht wird. Während der Narkose wird außerdem 1,25 mg DHB gegeben. Bei der möglichen frühzeitigen Extubation wird die Ausleitungsphase als sehr ruhig beschrieben, wobei die antitussive Wirkung des Alfentanil und die antiemetische Wirkung des DHB hervorgehoben wird.

Wir selbst praktizieren eine thiopental- bzw. etomidatinduzierte Inhalationsanästhesie mit Supplementierung mittels Fentanyl oder Alfentanil. Zur Intubation wird mit Succinylcholin relaxiert, die weitere Relaxierung erfolgt mit Atracurium. Bei Narkoseende wird im Bedarfsfall mit Naloxon bzw. Atropin/Mestinon antagonisiert.

Abschließend muß festgestellt werden, daß es keine exakten Meßdaten darüber gibt, welche Art der Narkose bei intraokularen Eingriffen bei geriatrischen Patienten am besten durchgeführt wird. Nach wie vor erscheint die Erfahrung des Anästhesisten wesentlicher zu sein als eine ganz spezifische Narkoseform. Als ganz wichtig bei intraokularen Eingriffen muß die sichere Relaxierung, die Kontrolle des Blutdrucks und eine korrekte Beatmung mit dem Ziel der sicheren Beherrschung der „Vis a tergo" herausgestellt werden. Die adäquate Narkoseführung, insbesondere bei intraokularem Eingriffen, ist essentieller Beitrag zur Erhaltung der Vita per visus!

Literatur

Fragen RJ, Hauch T (1981) The effect of midazolam melaete and diazepam on intraocular pressure in adults. Arzneimittel Forsch 31/II:2273

Jantzen JP, Rochels R, Wallenfang T (1989) Wirkung von Narkosebeatmung, Anästhetika und Muskelrelaxanzien auf den intraokularen Druck. In: Piepenbrock S, Schäffer J (Hrsg) Anästhesie in der Augenheilkunde. Thieme, Stuttgart New York, S 14

Keßels HL, Doehn M, Gernot A, Wiebelitz R, Müller MR (1989) Besonderheiten des augenchirurgischen Patientengutes des Jahres 1987 – EDV-gestützte Narkoseauswertung in einem Schwerpunktkrankenhaus. In: Piepenbrock S, Schäffer J (Hrsg) Anästhesie in der Augenheilkunde. Thieme, Stuttgart New York, S 148

Naujoks B, Ruprecht KW, Kamp DH, Michelson G (1989) Optimierung der Allgemeinanästhesie für die Ophthalmochirurgie. In: Piepenbrock S, Schäffer J (Hrsg) Anästhesie in der Augenheilkunde. Thieme, Stuttgart New York S 213

Pfenninger E, Dick W, Grünert A, Lotz P (1984) Thierexperimentelle Untersuchung zum intrakraniellen Druckverhalten unter Ketaminapplikation. Anaesthesist 33:82

Purschke R, Dornbach F, Kammann J (1989) Lokalanästhesie oder Vollnarkose bei kardiozirkulatorischen Vorerkrankungen? In: Piepenbrock S, Schäffer J (Hrsg) Anästhesie in der Augenheilkunde. Thieme, Stuttgart New York, S 70

Radig C, Hachenberg T (1989) Zur Frage der Narkosewahl bei Linsenimplantationen. In: Piepenbrock S, Schäffer J (Hrsg) Anästhesie in der Augenheilkunde. Thieme, Stuttgart New York, S 217

Ruprecht KW (1989) Indikationen, Kontraindikationen und Komplikationen der Lokalanästhesie am Auge. In: Piepenbrock S, Schäffer J (Hrsg) Anästhesie in der Augenheilkunde. Thieme, Stuttgart New York, S 64

Besonderheiten der Narkoseführung im Alter, speziell in der Gefäßchirurgie

E. Martin, U. Zaune, G. Boeden

Der Wandel der Altersstruktur im operativen Bereich läßt sich eindrucksvoll und beispielhaft an 4 Publikationen der letzten 80 Jahre widerspiegeln [1, 6, 11, 27]. Eine der frühesten Arbeiten aus dem Jahre 1907 berichtet über 167 Operationen an Patienten älter als 50 Jahre [27]. Die Autoren kamen zu dem Ergebnis, daß ein Alter von 50 Jahren und darüber eine Kontraindikation für ein operatives Vorgehen darstellt. 20 Jahre später publizierte Brooks eine Arbeit über 293 Operationen bei Patienten älter als 70 Jahre [1].

Bei 500 Patienten, die älter als 80 Jahre waren, lag die 30-Tage-Hospital-Letalität im Jahre 1979 bei 6,2%. Der Myokardinfarkt war postoperativ die häufigste Todesursache [6]. Zehn Jahre später, im Jahre 1989, wird bei 795 Patienten, 90 Jahre und älter über eine 30-Tage-Hospitalletalität von 8,4% berichtet [11]. Bei einem ähnlichen Patientenkollektiv lag 20 Jahren zuvor die Letalität bei 29% [5].

Der klassische gefäßchirurgische Patient ist nach WHO-Kriterien ein alter bzw. ein älterer Patient. Verdeutlicht wird dies durch die Altersverteilung der operierten Patienten mit einem extrakraniellen Gefäßeingriff bzw. mit der Resektion eines infrarenalen abdominellen Aortenaneurysmas der letzten 5 Jahre am Klinikum Nürnberg. 77,2% der Patienten waren älter als 60 Jahre bei Operation eines extrakraniellen Gefäßeingriffes, 78% der Patienten waren älter als 60 Jahre mit einem infrarenal gelegenen Aortenaneurysma (Abb. 1 und 2).

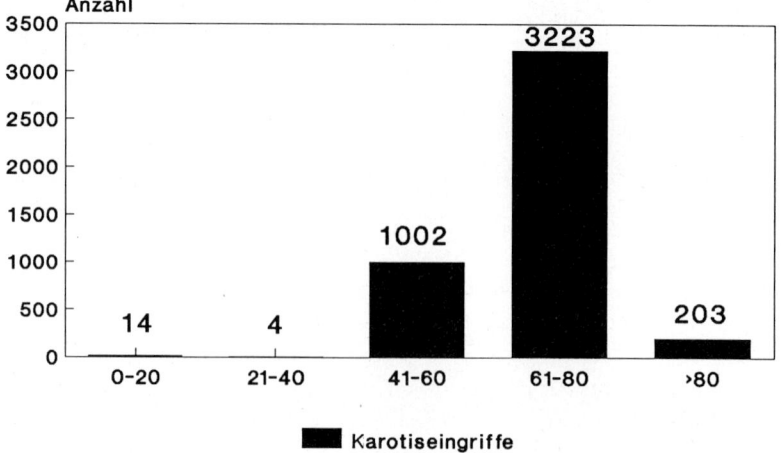

Abb. 1. Altersverteilung der Karotisendarteriektomien am Klinikum Nürnberg 1984–1989

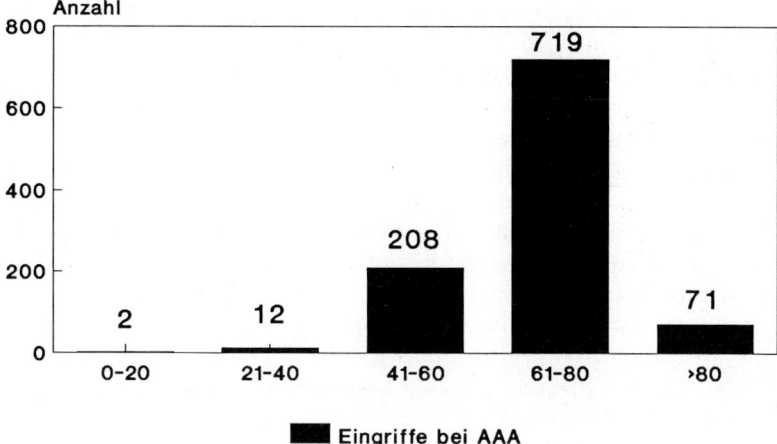

Abb. 2. Altersverteilung der abdominellen Aortenaneurysmen (AAA) am Klinikum Nürnberg 1984–1989

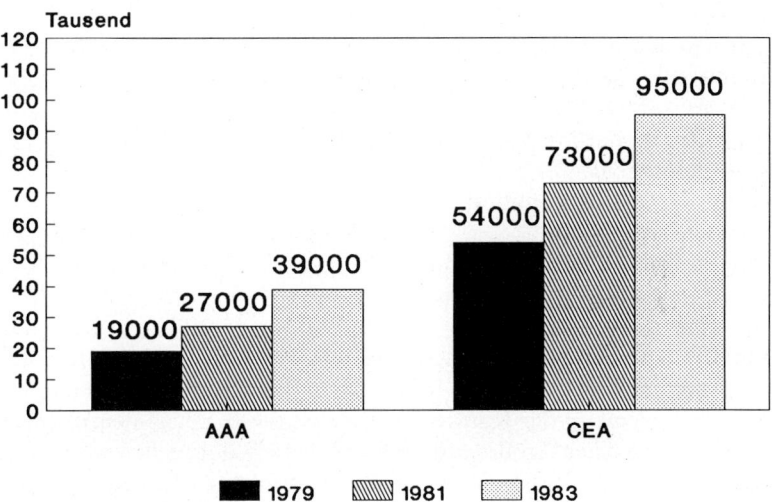

Abb. 3. Zuwachsraten von Aortenaneurysmen und Karotisendarteriektomien in den Vereinigten Staaten von 1979–1983. (Nach [22])

Dieser hohe Anteil von alten bzw. älteren Patienten ist sicherlich nicht überraschend. Dennoch wird der Gefäßpatient für den Anästhesisten in naher Zukunft an Bedeutung gewinnen, wenn den amerikanischen Statistiken Glauben geschenkt werden darf. Eine Übersicht aus dem Jahre 1986 verzeichnete einen 50%igen Anstieg gefäßchirurgischer Eingriff vom Jahre 1979–1983 [22]. Eine vergleichbare Zunahme wurde auch bei herz- bzw. thoraxchirurgischen Eingriffen festgestellt. Allein bei dem häufigsten gefäßchirurgischen Eingriff, nämlich der Karotisendarteriektomie, stieg die Anzahl von 54000 aus dem Jahre 1979 auf über 95000 im Jahre 1983. Die Eingriffe bei einem abdominellen Aortenaneurysma nahmen um über 100% zu, nämlich von 19000 im Jahre 1979 auf über 39000 im Jahre 1983. Diese Zunahme wird u. a. durch die verbesserte präoperative Diagnostik als auch durch die frühzeitigere Indikationsstellung zur Operation erklärt (Abb. 3).

Aus anästhesiologischer Sicht gewinnt der Gefäßpatient deshalb sehr an Bedeutung, da dieses Patientenkollektiv mit der postoperativ höchsten Komplikationsrate belastet ist, wie eine prospektiv angelegte Studie belegen konnte [34]. Der wesentlichste Risikofaktor beim gefäßchirurgischen Patienten ist zweifellos die koronare Herzkrankheit. Hertzer und Mitarb. fanden bei 1000 Gefäßpatienten koronarangiographisch in über 60% eine mehr als 70%ige Karotisstenose in einer bzw. mehreren Koronararterien [10]. Bei 25% dieses Kollektivs war die Indikation für einen aortokoronaren Bypass gegeben. Die Autoren konnten belegen, daß diese Patienten mit stattgehabtem aortokoronarem Bypass eine signifikant bessere Überlebensrate hatten als die nicht herzchirurgisch vorbehandelten Gefäßpatienten. Auch in dieser Arbeit wurde festgestellt, daß postoperativ der Herzinfarkt als häufigste Todesursache bei gefäßchirurgischen Patienten gefunden wurde.

*Häufigkeit der koronaren Herzkrankheit bei 1000 Gefäßpatienten
(nach Hertzer et al. [10]):*

Normale Koronarien	8%,
Stenose < 70%	32%,
Stenose > 70%, kompensiert	29%,
– Op.-Indikation	25%,
– inoperabel	6%,
Normale Ventrikelfunktion	68%,
Akinesie segmental	21%,
Eingeschränkte Pumpfunktion	11%.

Im folgenden werden einige Aspekte der Narkoseführung bei gefäßchirurgischen Eingriffen beschrieben. Exemplarisch wird die Anästhesie bei Karotisendarteriektomie bzw. bei Resektion eines infrarenalen Aortenaneurysmas dargestellt. Eines der Hauptprobleme in der Karotischirurgie ist die Inzidenz neurologischer Komplikationen, die in einer Größenordnung von 1–10% angegeben werden. Die anästhesiologischen wie auch die chirurgischen Bemühungen bestehen darin, präventiv die zerebrovasculäre Ischämie zu verhindern und eine möglichst frühe Diagnose einer verminderten zerebralen Perfusion zu stellen. Die angegebenen Methoden zur Protektion einer zerebrovasculären Ischämie wie Hypothermie, Hyper- bzw. Hypokapnie, induzierte Hypertension sowie die Applikation von Barbituraten sind wieder verlassen worden. Als einzige protektive Maßnahme für eine zerebrale Ischämie gilt die Anlage eines intraluminalen Shunts während der Okklusion [31].

Die Diagnose einer zerebralen Ischämie kann über die Kontrolle des Rückflusses bzw. über die Messung der venösen Sättigung in der Vena jugularis interna gestellt werden. Auch die Messung des Stumpfdruckes wird empfohlen. Aber alle diese Methoden sind wenig spezifisch. Zu den etablierten Verfahren zählen die zerebrale Durchblutungsmessung sowie das Monitoring mittels EEG bzw. somatosensorisch evozierter Potentiale [2, 18, 21, 30, 31, 32]. Die aufwendige Meßmethode der zerebralen Durchblutung wird routinemäßig in der Mayo-Klinik durchgeführt, und zwar in Kombination mit EEG-Kontrollen.

Protektive Maßnahmen bei zerebraler Minderdurchblutung:
Methoden der Ischämiekontrolle:

Protektive Maßnahmen	*Ischämiekontrolle*
– Hypothermie,	– Rückflusskontrolle,
– Hypo-, Hyperkapnie,	– S_vO_2-Messung: V. jugularis interna,
– induzierte Hypertension,	Stumpfdruckmessung.
Barbiturate.	
Shunt	**CBF**
	EEG, EP
	TCD

Die normale zerebrale Durchblutungsgröße beträgt beim gesunden Erwachsenen etwa 50–55 ml/100 g und min. In experimentellen und klinischen Studien konnte gezeigt werden, daß bei einer Durchblutungsgröße von 12–15 ml/100 g und min eine zerebrale Ischämie bis zu einer Stunde toleriert wird. Bei einer Durchblutungsgröße von annähernd 0 beträgt die Ischämietoleranz 4–8 min. Unter Allgemeinanästhesie mit volatilen Anästhetika werden die kritischen zerebralen Perfusionswerte unter Isofluran zwischen 12 und 15 ml/100 g und min bei Enfluran zwischen 15 und 17 ml/100 g und min und unter Halothan bei 17–18 ml/100 g und min angegeben. In einer retrospektiven Studie an über 1800 Patienten fanden Sundt et al. bei 3% Durchblutungswerte zwischen 0 und 4 ml, bei 9% zwischen 5 bis 9 ml, bei 15% zwischen 10 und 14 ml und bei 20% zwischen 15 und 20 ml pro 100 g und min. Insgesamt lag die mittlere kritische Durchblutungsgröße bei 15 ± 2 ml [31]. Parallel hierzu traten bei dieser Durchblutungsgröße typische EEG-Veränderungen auf. In 42% aller Fälle wurde nach Okklusion ein Shunt eingelegt. Die durch den Shunt induzierte Embolisation wurde mit 0,5% angegeben. Sundt et al. kamen zu dem Schluß, daß bei den Patienten mit einer Durchblutung von unter 5 ml pro 100 g und min die Wahrscheinlichkeit, einen zerebralen Infarkt zu erleiden, sehr groß ist. Weiterhin muß bei den Patienten mit einer Durchblutungsgröße von 5–10 ml die Wahrscheinlichkeit, einen Infarkt zu erleiden, ebenfalls sehr hoch veranschlagt werden, wenn die Okklusion länger als 20 min dauert. Letztlich hätten 15% der Patienten ohne Shunt eine zerebrale Gefährdung erlitten. Ein Vergleich mit anderen Studien ist nur eingeschränkt möglich. Die Patientenpopulation, die Indikationsstellung, die Methoden der präoperativen Evaluierung, die präoperative Erfassung sowie die komplette Dokumentation der Krankenakte und auch die Anwesenheit bzw. das Fehlen eines Neurologen prä- und postoperativ erschweren die Vergleichbarkeit. Dennoch erachten die Autoren speziell für den Risikopatienten die Überwachung mittels EEG und der zerebralen Durchblutungsmessung als essentiell.

Ein neueres Kombinationsverfahren zur Überwachung einer drohenden zerebralen Ischämie stellt der Einsatz somatosensorisch evozierter Potentiale und die transkranielle Doppler-Sonographie dar [32, 35]. Bei 40 Patienten kam es während der Okklusion zu einer kritischen zerebralen Perfusionsminderung, erkennbar an Veränderungen der somatosensorisch evozierten Potentiale. Die Blutflußgeschwindigkeit in der Arteria cerebri media nahm um über 60% ab. Die Shuntanlage führte in 4 von 5 Fällen zu einer Normalisierung. Die transkranielle Doppler-Sonographie erfaßt online die Auswirkung der Okklusion der A carotis interna auf die zerebrale Hämodynamik und die Effektivität des Shunts, ehe es zu einer zerebralen Funktionsstörung mit somatosensorisch evozierten Potentialveränderungen kommt. Zu präzisieren gilt allerdings in weiteren Untersuchungen die Wertigkeit dieser Methode hinsichtlich der Aussagefähigkeit zur Veränderung der zerebralen Durchblutung.

Die einfachste und wahrscheinlich sicherste Methode zur Überwachung drohender zerebraler Ischämien ist die Operation der Karotisendarteriektomie unter einem Regionalverfahren. In einer prospektiven Studie wurden bei 969 Patienten 1200 Operationen konsekutiv durchgeführt [9]. Nahezu die Hälfte aller Patienten hatte anamnestisch eine transitorische ischämische Attacke. 26% dieser Patienten befanden sich im asymptomatischen Stadium. Bei 113 Operationen wurde nach Okklusion wegen neurologischer Ausfälle ein Shunt notwendig. Bei 627 Patienten wurde der Stumpfdruck zusätzlich gemessen. Als Ergebnis wurde festgehalten, daß 86% dieser Patienten unnötigerweise einen Shunt bekommen hätten, da der gemessene Stumpfdruck unter 50 mmHg lag. 55% der Patienten mit einem Druck unter 25 mmHg wären ebenfalls mit einem Shunt versorgt worden. Die postoperativen Komplikationen einschließlich der Letalität lagen unter 1%. Selbst in dem Patientenkollektiv der über 70jährigen (508 Patienten) wurden postoperativ vergleichbare Komplikationsraten beobachtet.

Inzidenz der Komplikationen bei Karotisdesobliteration unter Regionalanästhesie (nach Hafner et al. [9]):

Indikationen	Komplikationen
48,4% TIA,	9,0% Shunt
14,2% Hirninfarkt,	0,9% permanenter neurologischer Defizit,
13,8% Amaurosis fugax,	0,9% transitorischer neurologischer Defizit,
26,0% asymptomatisch.	0,6% Letalität

508 Patienten	> 70 Jahre
Letalität	0,8%
Apoplex	0,6%

In einer noch nicht publizierten prospektiven Studie von Davies et al. bei 128 Patienten unter Regionalanästhesie war in 21% intraoperativ eine Shuntanlage notwendig [4]. Bei 6% wurde postoperativ ein transitorisches neurologisches Defizit diagnostiziert. 61 Patienten erlitten postoperativ einen Herzinfarkt. Nach Meinung der Autoren waren bei diesem Verfahren die hämodynamischen Reaktionen von Nachteil. Eine Hypertension (systolischer Blutdruck > 180 mmHg) entwickelten 86 Patienten. Tachykardien (> 90 Herzschläge/min) wurden bei 32 Patienten intraoperativ gemessen. Eine Analyse der ST-Segmentveränderungen zeigte bei 8 Patienten intraoperativ eine Depression von mehr als 1 mm. Eine Befragung zur Akzeptanz dieser Methode ergab, daß 92% der Patienten bei einem gleichen Eingriff diesem Regionalverfahren wieder zustimmen würden. Anhand dieser Ergebnisse und anderer Studien ist zum gegenwärtigen Zeitpunkt noch nicht entschieden, ob die Allgemeinanästhesie oder das Regionalverfahren bei der Karotisendarteriektomie entscheidende Vorteile bieten. Eine Untersuchung aus dem Jahre 1982 ergab unter Allgemeinanästhesie eine Inzidenz nicht neurologischer Komplikationen von 12,9%, wohingegen unter einem Regionalverfahren nur in 2,8% nicht neurologische Komplikationen beobachtet wurden [19].

Bei Patienten mit einem infrarenalen abdominellen Aortenaneurysma wird grundsätzlich in Allgemeinnarkose operiert, ggf. in Kombination mit einem Periduralkatheter. Diese Gruppe von Patienten ist ebenfalls durch eine Reihe gravierender Risikofaktoren gekennzeichnet. So fand Cappeller bei 475 konsekutiv operierten Patienten mit einem infrarenalen Aortenaneurysma folgende Risikofaktoren.

Häufigkeit der Risikofaktoren bei abdominellen Aortenaneurysmen am Klinikum Großhadern 1982–1986:

	Elektiv [%]	*Notfall* [%]
Hypertension	55,9	55,9
KHK	57,2	59,6
Myokardinfarkt	25,4	26,2
Herzinsuffizienz	16,5	16,8
Niereninsuffizienz	4,9	23,4, $p < 0,05$

Beim Vergleich der Risikofaktoren der Patienten mit elektiv geplanten Eingriffen und Notfalleingriffen (innerhalb von 24 h nach Aufnahme) war nur die präoperative Niereninsuffizienz signifikant erhöht.

Eine Analyse zwischen Alter und Letalität führte zu dem klaren Ergebnis, daß mit zunehmendem Alter die Letalität von 7,6% auf 25% in der Patientengruppe der über 80jährigen anstieg. Die Unterscheidung in elektiv und Notfalloperationen bestätigt die Tatsache, daß die Frage des Alters zumindest bei den elektiven Eingriffen im Hinblick auf die Letalität keine Rolle zu spielen scheint. Dagegen ließ sich eine klare altersabhängige Beziehung zwischen Notfallpatienten und Letalität aufzeigen. Zweifelsfrei ist die Belastbarkeit bereits dekompensierter Organsysteme in Notfallsituationen mit zunehmendem Alter erheblich reduziert. In einem Kollektiv von 97 Patienten, die älter als 70 Jahre waren, wurde als häufigste Risikofaktoren eine koronare Herzkrankheit in 68,2%, ein anamnestisch bestehender Herzinfarkt in 31,8% sowie eine Herzinsuffizienz in 45% und eine renale Insuffizienz in 31,8% gefunden [13]. Trotz der hohen Anzahl bestehender Risikofaktoren konnte bei den über 70jährigen Patienten mit einem Aneurysma in den letzten Jahren eine deutliche Senkung der Letalität erzielt werden. Mit dazu beigetragen hat sicherlich die verbesserte und frühzeitige Diagnostik eines bestehenden Aortenaneurysmas. Die Patienten werden in zunehmender Maße häufiger im asymptomatischen Stadium operiert. Die Anzahl der Patienten im symptomatischen Stadium sowie die Patienten mit einer bestehenden Ruptur hat sich dadurch vermindert. Weiterhin haben Verbesserungen der prä- und intraoperativen Therapie die Letalität gesenkt.

Abdominelle Aortenaneurysmen. Stadieneinteilung und Letalität bei über 70jährigen Patienten 1966–1984 (nach Kortmann et al. [13]):

	1966–1981 n = 104	1983–1984 n = 97
Asymptomatisch	17,3%	52,6%
Symptomatisch	29,3%	20,6%
Ruptur	53,4%	26,8%
Letalität	44,0%	16,5%

Inwieweit Anästhetika bzw. Anästhesietechniken Einfluß auf postoperative Ergebnisse ausüben, ist bis heute nicht klar beantwortet. Zwei Arbeiten aus dem Jahr 1989, in denen bei koronarchirurgischen Patienten verschiedene Anästhetika untersucht wurden, geben darüber Aufschluß [26, 33]. Beide Autorengruppen kommen zu der Feststellung, daß bestimmte Anästhetika bzw. Anästhesietechniken keinen Einfluß auf die postoperativen Ergebnisse haben. In einem kritischen Editorial wird betont, daß über den Zusammenhang zwischen Anästhetika und koronarer Herzkrankheit bezüglich postoperativer Out-come-Ergebnisse zur Zeit keine Aussage getroffen werden kann [15]. Hierzu bedarf es noch weiterer prospektiver Studien.

Empfehlungen auszusprechen, welche Anästhetika bei welchen Patienten anzuwenden sind, scheinen nicht sinnvoll. Deswegen sollten beispielhaft bei Patienten mit einer Karotisendarteriektomie bzw. bei Resektion eines infrarenalen Aortenaneurysmas allgemein gültiger Maßnahmen zur Narkoseführung beschrieben werden. Je nach Anamnese wird bei den Patienten vor Beginn der Narkose eine intraarterielle Druckmessung vorgenommen. Zur Einleitung wird im Hinblick auf Kreislaufstabilität die Gabe von Hypnomidate und Fentanyl empfohlen. Die Aufrechterhaltung der Narkose ist unter der balancierten Anästhesietechnik (niedrig dosiertes volatiles Anästhetikum plus Opioid) ein gut steuerbares Verfahren. Von wesentlicher Bedeutung ist die Kontrolle von Blutdruck und Herzfrequenz. Die präoperativ mehrfach ermittelten Blutdruckwerte bzw. Herzfrequenzen sollten intraoperativ nur in einem Prozentbereich von ± 20% gegenüber den Ausgangswerten abweichen. Bei Überschreiten dieser Grenzbereiche sollte rasch und aggressiv interveniert werden. Das schwächste Glied in der Überwachungsphase perioperativ ist zweifellos die unmittelbare postoperative bzw. verlängerte postoperative Phase. Es scheint sich zu bestätigen, daß diese Zeit v. a. bei Risikopatienten diejenige Phase darstellt, die am häufigsten mit Komplikationen und sich hieraus ergebenden schwerwiegenden Folgen belastet ist. Die Überwachung zerebraler Funktionen hängt von den zur Verfügung stehenden apparativen Voraussetzungen ab. Die Erfassung somatosensorisch evozierter Potentiale stellt sicherlich eine zu empfehlende Möglichkeit dar, darf jedoch nichts über deren eingeschränkte Aussagefähigkeit, zerebrale Ischämien betreffend, hinwegtäuschen. Ob das Regionalverfahren bei diesen Eingriffen der Allgemeinanästhesie überlegen ist, kann zur Zeit nicht beantwortet werden. Zumindest sprechen die zahlreiche Studien unter Berücksichtigung der postoperativen Ergebnisse nicht gegen dieses Verfahren [3, 4, 9, 16, 19, 20, 36].

Die Überwachung der zerebralen Funktionen an wachen Patienten während der Clampingphase ist die zur Zeit sicherste Methode zur Erfassung drohender neurologischer Defizite. Die Probleme bei dem Regionalverfahren sind die Überwachung einer effizienten Spontanatmung sowie die u. U. notwendige Sedierung und die sich hieraus ergebenden Kreislaufreaktionen bei eventuell nicht ausreichender Blockade durch die Lokalanästhetika.

Patienten mit einem abdominellen Aortenaneurysma werden grundsätzlich mit einer invasiven Drucküberwachung narkotisiert. Der zentrale Venenkatheter ist Standard bei diesen Operationen. Inwieweit der Pulmonaliskatheter routinemäßig bei diesen Patienten eingesetzt werden sollte, ist umstritten. Unsere Erfahrungen bei inzwischen mehr als 1200 Patienten hat gezeigt, daß die Indikation für einen Pulmonaliskatheter bei dieser Operation großzügig gestellt werden sollte, v. a. wegen der Clamping- und Declampingphase und besonders für den postoperativen Verlauf. Die mit dem zentralen Venenkatheter ermittelten Druckwerte, die normalerweise mit dem pulmonalkapillaren Verschlußdruck gut korrelieren, stimmen häufig nicht überein. Die Volumensubstitution sowie die eventuell einzusetzenden vasoaktiven Substanzen und deren Wirkung sind mit dem Pulmonaliskatheter exakter zu erfassen. Die Einleitung sowie die Aufrechterhaltung der Narkose entspricht der bereits beschriebenen Methode bei der Karotisendarteriektomie. Zusätzlich können bei dieser Operation Vasodilatantien notwendig werden. Auch hier sollten Abweichungen von Blutdruck und Herzfrequenz von mehr als $\pm\,20\%$ aggressiv und rasch therapiert werden.

Anästhesiemethode bei Karotisobliteration:

Präoperativ:	evtl. A.-radialis-Katheter,
Einleitung:	Etomidat, Opioid,
	Relaxierung,
	N_2O/O_2 + volatiles Anästhetikum.
Aufrechterhaltung:	balancierte Anästhesie,
	RR/HF-Kontrolle: $+/-20\%$ vom Ausgangswert.
Ausleitung:	Hypertensive Reaktionen rasch therapieren,
	(z. B. Ebrantil, Nitroglyzerin, Nifedipin).

Anästhesiemethode bei abdominellem Aortenaneurysma:

Präoperativ:	A.-radialis-Katheter, BGA,
	evtl. Pulmonaliskatheter.
Einleitung:	Etomidat, Opioid
	Relaxierung,
	N_2O/O_2 + volatiles Anästhetikum
Aufrechterhaltung:	balancierte Anästhesie,
	RR-, HF-Kontrolle: $+/-20\%$ vom Ausgangswert.
Clampingphase:	Volatile Anästhetika ↑
	(evtl. Nifedipin, Nitroglyzerin, Ebrantil),
	PCWP-Kontrolle.
Kurz vor Declamping:	Vasodilatans frühzeitig absetzen,
	Volumenloading (PCWP-Kontrolle)
	volatile Anästhetika ↓
Postoperativ:	Nachbeatmung,
	(Hypothermie, Hypovolämie).

In einer Vielzahl von klinischen Studien wird eine hohe Inzidenz von myokardialen Ischämien (20–78%) bei Patienten mit einer koronaren Herzkrankheit beschrieben, die sich einem herzchirurgischen bzw. nichtherzchirurgischen Eingriff unterzogen haben [7, 8, 12, 14, 17, 23, 24, 25, 28, 29, sowie Mangane et al., persönliche Mitteilungen]. Diese Studien betonen die Wichtigkeit, perioperative Myokardischämien zu entdecken. So z. B. wurde im Vergleich von Isofluran und Sufentanil in der Herzchirurgie bei 40 Patienten prä- und intraoperativ die Häufigkeit von Myokardischämien über Holter-EKG-Technik untersucht [8]. Bei Über- bzw. Unterschreiten der Blutdruckwerte und Herzfrequenzen von 20% gegenüber den Ausgangswerten wurden die entsprechenden therapeutischen Maßnahmen eingeleitet. 11 Patienten hatten präoperativ Episoden von Myokardischämien, während intraoperativ nur bei 1 Patienten Myokardischämien beobachtet wurden. Das bedeutet, daß bei entsprechender engmaschiger Kontrolle und rascher Therapie die Häufigkeit stummer Myokardischämien intraoperativ erheblich reduziert werden konnte. Wie weitere Untersuchungen belegen, ist die Inzidenz postoperativ auftretender stummer Myokardischämien häufiger als präoperativ. Aus diesen Untersuchungen muß abgeleitet werden, daß Risikopatienten engmaschiger und v. a. in der postoperativen Phase intensiver überwacht werden müssen. Von 50 Gefäßpatienten, die postoperativ mit Langzeit-EKG überwacht wurden, entwickelten 19 Patienten deutliche Ischämiezeichen, 31 Patienten boten postoperativ keine Zeichen für eine Myokardischämie [17]. Von diesen 19 Patienten entwickelten 4 kardiale Komplikationen, zweimal plötzlichen Herztod und zweimal einen Herzinfarkt. Aus einer ebenfalls noch nicht publizierten Studie bei über 223 Patienten und nichtherzchirurgischen Eingriffen wurde durch prä-, intra- und postoperatives Holter-Monitoring folgende Schlußfolgerung gezogen (Mangano et al., persönliche Mitteilungen). Von den 223 Patienten erlitten 10 Patienten kardiale Komplikationen, die im Zusammenhang mit der bestehenden koronaren Herzkrankheit zu sehen waren. 2 Patienten erlitten postoperativ eine schwere Angina pectoris, 5 entwickelten einen nicht letalen Infarkt, 2 Patienten starben an einem plötzlichen Herztod. In dieser prospektiv durchgeführten Follow-up-Studie bis zu 1 Jahr nach Operation erlitten von diesen 10 Patienten 2 weitere einen plötzlichen Herztod, 1 Patient bekam einen Reinfarkt und 1 Patient mußte sich einem aortokoronaren Bypass unterziehen. Im Gegensatz hierzu war der postoperative Verlauf bei 16 Patienten mit einer akuten Herzinsuffizienz komplikationslos. Der einzige Prädiktor für eine kardial bedingte Letalität bzw. Morbidität war in dieser Studie die Inzidenz der postoperativen Myokardischämie. Diese Patienten hatten ein 16fach höheres Risiko, cardiale Komplikationen zu erleiden im Vergleich zu Patienten mit präoperativ bzw. intraoperativ auftretenden Zeichen einer Myokardischämie. Sowohl deren Häufigkeit wie auch die präoperativ bestehende Herzinsuffizienz oder der anamnestisch nachzuweisende Herzinfarkt und auch der Cardiac-risk-Index nach Goldman standen in keinem Zusammenhang mit den postoperativ auftretenden karidalen Komplikationen. Werden diese Ergebnisse durch weitere prospektive Studien unterstützt, so muß dies bedeuten, daß mehr denn je die postoperative Phase, v. a. die ersten 48 bis 72 bei den Risikopatienten weitaus intensiver überwacht werden müssen als bisher. Nur so scheint es möglich zu sein, die Häufigkeit postoperativer Myokardinfarkte mit eventuell letalem Ausgang zu senken.

Zusammenfassung

Der Gefäßpatient sollte präoperativ möglichst exakt im Hinblick auf sein kardiales Risiko erfaßt werden und hier v. a. der Risikopatient. Welche Anästhesiemethode angewandt wird, Regional- oder Allgemeinanästhesie, ist zumindest bei den Karotiseingriffen zur Zeit nicht entschieden. Wichtig ist der Hinweis, daß die präoperativ ermittelten mehrfach bestimmten Ausgangswerte von Blutdruck und Herzfrequenz bei einer Abweichung von mehr als 20% nach oben oder unten rasch therapiert werden sollten. Die Art der Überwachung, ob invasiv oder nicht invasiv, ob mit oder ohne Pulmonaliskatheter, muß vom individuellen Befund des Patienten abhängig gemacht werden. Besteht die Möglichkeit der Echokardiographie, so ist sicherlich diese Methode zur Zeit das sensitivste Verfahren zur Erfassung auftretender Myokardischämien. Es scheint sich deutlich abzuzeichnen, daß diese Patienten einer längeren Überwachung im Aufwachraum bedürfen. Vorstellbar ist die Überwachung mit Holter-EKG-Technik und Ischämiealarm, die bei diesen Patienten eine sofortige Intervention ermöglichen. Dies ist umso mehr von Bedeutung, als die stummen Myokardischämien sehr häufig ohne hämodynamische Abweichung und ohne typische Schmerzsymptome ablaufen.

Literatur

1. Brooks B (1937) Surgery in patients of advanced age. Ann Surg 105:481–495
2. Callow AD, Matsumoto G, Baker D, Cossmann D, Watson W (1978) Protection of the high risk carotid endarterectomy patient by continous electroencephalography. J Cardiovasc Surg 19:55–63
3. Connolly JE (1985) Carotid endarterectomy in the awake patient. Am J Surg 150:159–165
4. Davies M, Murrell GG, Cronin KD, Meads AC, Dawson A (in press) Carotid endarterectomy under cervical plexus bloc
5. Denney JL, Denson JS (1972) Risk of surgery in patients over 90. Geriatrics 27:115–118
6. Djokovic JL, Hedley-Whyte J (1979) Prediction of out-come of surgery and anesthesia in patients over 80. JAMA 242:2304–2306
7. Ellis JE, Roizen MF, Aronson S, Feinstein SB, Briller JE (1987) Frequency with which ST-segment trends predict intraoperative myocardial ischemia. Anesthesiology 67:A2
8. Goehner P, Hollenberg M, Leung J, Browner W, Cason B, Mangano DT (1988) Hemodynamic control suppresses myocardial ischemia during isoflurane or sufentanil anesthesia for CABG. Anesthesiology 69:A32
9. Hafner CD, Evans WE (1988) Carotid endarterectomy with local anesthesia: Results and advantages. J Vasc Surg 7:232:239
10. Hertzer NR, Beven EG, Young JR et al. (1984) Coronary artery disease in peripheral vascular patients. Ann Surg 199:223–233
11. Hosking MP, Warner MA, Lobdell CM, Offord KP, Melton LJ (1989) Outcomes of surgery in patients 90 years of age and older. JAMA 261:1909–1915
12. Knight AA, Hollenberg M, London MJ, Tubau J, Verrier E (1988) Perioperative myocardial ischemia: Importance of the preoperative ischemic pattern. Anesthesiology 68:681–688
13. Kortmann H, Becker HM (1985) Bauchaortenaneurysmen: Diagnostische und chirurgische Probleme im höheren Alter. Z Gerontol 18:44–47

14. London MJ, Hollenberg M, Wong MG, Levenson L, Tubau JF, Browner W, Mangano DT (1988) Intraoperative myocardial ischemia: Localization by continuous 12-lead electrocardiography. Anesthesiology 69:232–241

15. Mangano DT (1989) Anesthetics, coronary artery disease, and outcome: Unresolved controversies. Anesthesiology 70:175–178

16. Mashiah A, Sovoker D, Pasik S, Mashiah T (1988) Carotid surgery under local anesthesia in the elderly. J Am Geriatr Soc 36:545–547

17. McCann RL, Clements FM (1989) Silent myocardial ischemia in patients undergoing peripheral vascular surgery: Incidence and association with perioperative cardiac morbidity and mortality. J Vasc Surg 9:583–587

18. McFarland HR, Pinkerton JA, Freye D (1988) Continous electroencephalographic monitoring during carotid endarterectomy. J Cardiovasc Surg 29:12–18

19. Peitzman AB, Webster MW, Lonbeau JM, Grundy B, Bahnson H (1982) Carotid endarterectomy under regional (conductive) anesthesia. Ann Surg 196:59–64

20. Pluskwa F, Bonnet F, Touboul C, Szekely B, Roujas F, Becquemin JP (1988) Endartérectomie carotidienne sous anesthésie péridurale cervicale analyse des événements neurologiques. Ann Fr Anesth Réanim 7:36–41

21. Russ W, Fraedrich G, Hehrlein FW, Hempelmann G (1985) Intraoperative somatosensory evoked potentials as a prognostic factor of neurologic state after carotid endarterectomy. Thorac Cardiovasc Surg 33:392–396

22. Rutkow JM, Ernst CB (1986) An analysis of vascular surgical manpower requirements and vascular surgical rates in the United States. J Vasc Surg 3:47–83

23. Slogoff S, Keats AS (1985) Does perioperative myocardial ischemia lead to postoperative myocardial infarction? Anesthesiology 62:107–114

24. Slogoff S, Keats AS (1988) Does chronic treatment with calcium entry blocking dugs reduce perioperative myocardial ischemia. Anesthesiology 68:676–680

25. Slogoff S, Keats AS (1986) Further observations on perioperative myocardial ischemia. Anesthesiology 65:539–542

26. Slogoff S, Keats AS (1989) Randomized trial of primary anesthetics agents on out-come of coronary artery bypass operations. Anesthesiology 70:179–188

27. Smith OC (1907) Advanced age as contraindication to operation. Med Rec (NY) 72:642–644

28. Smith JS, Cahalan MB, Benefiel DJ et al. (1985) Intraoperative detection of myocardial ischemia in high-risk patients. Electrocardiography versus two dimensional transoesophageal echocardiography. Circulation 72:1015–1021

29. Smith JS, Roizen MF, Cahalan MB et al. (1989) Doas anesthetic technique make a difference? Augmentation of systolic blood pressure during carotid endarterectomy effects of phenylephrine versus light anesthesia and of isoflurane versus halothane on the incidence of myocardial ischemia. Anesthesiology 69:846–853

30. Sundt TM, Shrabrough FW, Piepgras DG (1981) Correlation of cerebral blood flow and electroencephalographic changes during carotid endarterectomy. Mayo Clin Proc 56:533–543

31. Sundt TM, Ebersold MJ, Sharbrough FW, Piepgras DG, Marsh WR, Messick JM (1986) The risk-benefit ratio of intraoperative shunting during carotid endarterectomy. Ann Surg 203:196–204

32. Thiel A, Russ W, Nestle HW, Hempelmann G (1989) Early detection of cerebral ischemia during carotid endarterectomy using transcranial Doppler Sonography and Somatosensory evoked potentials. Thorac Cardiovasc Surg 37:115–118

33. Tuman K, McCarthy RJ, Spiess BD, Da Valle M, Dabir R, Ivankovich AD (1989) Does choice of anesthetic agent significantly affect outcome after coronary surgery. Anesthesiology 70:189–198

34. Unertl K, Wroblewski H, Glükher S, Heinrich G, Rauch M, Peter K (1985) Das Risiko in der Anästhesie. Münch Med Wochenschr 127:218–224
35. Werner C, Kochs E, Rau M, Blaue J, Schulte am Esch J (1986) Steigerung der Blutflußgeschwindigkeit in der Arteria cerebri media nach low-dose Ketamin. Anästh Intensivther Notfallmed 24:231–235
36. Zuccarello M, Yeh H, Tew JM (1988) Morbidity and mortality of carotid endarterectomy under local anesthesia: a retrospective study. Neurosurgery 23:445–450

Die Narkoseführung in der HNO-Chirurgie

H. G. Schäfer

Die HNO-Chirurgie hat in den letzten 20 Jahren enorme Fortschritte gemacht. Als Beispiel seien genannt die Mikrochirurgie des Ohres, die radikale Tumoroperation am Hals und der Lasereinsatz an Larynx, Trachea und Bronchien. Die Anästhesie hat mit der Entwicklung neuer Techniken wie der totalen intravenösen Narkose und Jetventilation einen entscheidenden Beitrag zum gegenwärtigen Stand beider Fachgebiete geleistet. Die Möglichkeit, immer ältere und gebrechlichere Patienten immer ausgedehnteren Operationen zuführen zu können, hat eine Reihe von Fragen aufgeworfen, unter anderem nach der Sicherheit solcher Interventionen.

Altersverteilung und Lokalisation operativer Eingriffe

In Basel wurden im Jahr 1988 über 1000 HNO-Eingriffe in Narkose durchgeführt. Der Anteil der über 70jährigen Patienten war mit knapp 10% gering. Die wegweisende CEPOD-Studie aus England hat gezeigt, daß auf diesen kleinen Prozentsatz des Patientengutes i. allg. bis zu 75% der perioperativen Mortalität und Morbidität entfallen [2]. Eine intensive Auseinandersetzung mit dem alten Patienten ist allein aus diesem Grund gerechtfertigt. Nahezu die Hälfte unserer über 70jährigen Patienten müssen sich Eingriffen an Larynx oder Trachea unterziehen, die nach epidemiologischen Studien mit hoher Mortalität behaftet sein können [5]. Die Beeinträchtigung des Luftweges durch pathologische Prozesse oder durch Inanspruchnahme von Anästhesist und Chirurg bedeutet für den Patienten eine vitale Bedrohung. Das zentrale Anliegen der Narkoseführung ist es, die Sicherheit des Patienten unter solchen Bedingungen zu gewährleisten. Eine Beschäftigung mit Fragen der Sicherheit ist gerade für die HNO-Anästhesie wegen ihrer speziellen Exposition geboten.

Wer stellt Sicherheit in Frage?

Die Sicherheit ist von vielen Seiten bedroht: Mortalität, Morbidität, „accident", „critical incident" und „significant negativ outcome" (SNO), sind von vielen Faktoren abhängig [4]. Der Zustand des Patienten, die Kompetenz des Chirurgen und Anästhesisten tragen auf je eigene Weise zum Gelingen oder Scheitern eines operativen Eingriffs bei.

Patient

Die Physiologie, Pathologie und Pharmakologie des alten Menschen ist bereits an anderer Stelle ausführlich behandelt. Vom Standpunkt der Sicherheit ist aber nochmals auf ein wesentliches Faktum hinzuweisen: der Spielraum für Fehlentscheidung ist kleiner, die Zeitspanne für korrektive Aktionen kürzer. Verantwortlich dafür sind u. a. die altersabhängige Abnahme der funktionellen Reserve einzelner Organe und der, ebenfalls mit zunehmendem Alter einhergehende, Verlust an adäquater Dämpfung physiologischer Regelkreise [9]. Als Beispiel seien die Blutdruckschwankungen genannt, die – provoziert durch Induktion, Intubation und Inzision – die Autoregulationsmechanismen überfordern und eine Minderperfusion vitaler Organe induzieren können.

HNO-Chirurg

Bei der ersten HNO-Operation in Äthernarkose im Jahr 1846 stand dem Operateur nur das Messer zur Verfügung. Heute verfügt er über eine ganze Palette von Hilfsmitteln, Medikamenten und Technologien, die selbst zum Sicherheitsrisiko werden können.

Die großzügige Anwendung von Vasokonstriktoren, um ein trockenes Operationsfeld zu erzwingen, kann in Kombination mit volatilen Anästhetika, insbesondere Halothan, zu lethalen Arrhythmien führen [6, 8]. Selbst nach Gabe des synthetischen Vasopressinabkömmlings POR8 sind Todesfälle beschrieben. Die Lasertechnologie hat viele Eingriffe erst möglich gemacht; erwähnt sei die Entfernung rezidivierender Kehlkopfpapillome beim Kind und das Tumordebulking beim inoperablen Bronchuskarzinom des alten Patienten. Der fehlgerichtete Laserstrahl kann aber auch Tracheal- oder Bronchialwand durchschneiden und einen Pneumothorax erzeugen. Die am meisten gefürchtete Komplikation der Laserchirurgie in der HNO ist der Tubusbrand, dessen Inzidenz in der Literatur mit 1% angegeben wird [7].

Anästhesist

Es ist allgemein akzeptiert, daß anästhesiebedingte Mortalität zum größten Teil auf menschliches Versagen zurückzuführen ist. Anästhesisten haben mit Piloten eines gemeinsam: sie sind für Menschen verantwortlich, die auf ihr eigenes Schicksal keinen Einfluß mehr haben. Simple Fehler mit katastrophalen Folgen unterlaufen Angehörigen beider Berufsgruppen trotz hoher Motivation und guter Ausbildung [10]. In der militärischen und zivilen Luftfahrt wurden große Anstrengungen unternommen, die Bedingungen zu untersuchen, die fehlerhaftes Verhalten provozieren und Strategien zu entwickeln, die Sicherheitsrisiken zu minimieren [1, 3].

PRAE-OP-CHECK

APPARATE

Narkoseapparat: Dicht ☐ Verdampfer(Gas?,voll?) ☐ Gasdruck ☐
Gasabsaugung ☐ Druckalarm ☐
Saugung ☐
Ambu ☐
Tubus ☐   Konnektor ☐
Laryngoskop ☐ Ersatz ☐

LEITUNGEN

Zum Patient: IV peripher: wieviel ? wiegross ? wohin ?
zentral:
pulmonal:
(ABG Zfu)
vom Patient: EKG Dynamap Twitch Capno Pulsoxi
Magensonde braun weiss
Thermometer Urinkatheter
Stethoskop

MEDIKAMENTE

Antibiotika
Thromboseprophylaxe
Vasoaktiva
Induktion
Relaxation
Analgesie
Gas Luft N2O
Flüssigkeit: RLA Plasmaexpander Blut Anderes

KONTRAINDIKATIONEN:

PATIENT

Identifikation ☐
OPSvollmacht ☐
Operation ☐ Seite ☐ Lagerung ☐ Wärmematte☐
Postop ☐ AWR☐ NFB☐ Station ☐ CHIPS ☐
Allergie ☐ Mundöffnung☐ Nüchtern☐ Gewicht☐
HIV/Hep☐
CRUSH ?   (PREOX)
Protektion: H1 H2 Blocker Antacida Paspertin

START

Handschuhe anlegen
Türe schliessen
Ruhe

TRANSFER-CHECK

VORBEREITUNG

vor Abfahrt

1) präoxygenieren
2) Anästhesiewagen fahrbereit Stecker ziehen
3) Verdampfer, Sauerstoff, Alarme, Ventilator abstellen
4) Stethosko> bleibt für Transport bis zum Ops beginn im Ohr
5) Laerdal Beutel für schwieriges Rangieren

OPS

Patient konnektieren

1) 100 % O2 handbeatmen
2) Gasgemisch, Beatmungsparameter einstellen
3) O2 und Druckalarm einstellen
4) Ventilator auf Automatik stellen

Patient prüfen

1) Peripherie (Schleimhaut, Finger, Zehe)
warm ?
rosa?
Rekapillisierung ?

Monitoren kontrollieren

1) EKG: richtige und störungsfreie Ableitung
2) nichtinvasiver RR Zeit und Alarmlimite
3) invasive Messungen gute Kurven Zero Schreiber
4) Capno N2O Kompensation Pulsoxi Tempi
5) Wärmematte angeschlossen

Patient freigeben

1) korrekte Tubuslage ? sicher fixiert ? Druckstellen ?
2) Augensalbe ? Augen geschlossen ?
3) Thorax und Abdomen frei ? Druckstellen durch Beatmungsschläuche ?
4) Gelenkposition: Schulter, Elbogen, Knie, Beine entkreuzt
5) Zugang zu Leitungen + Urinkatheter auch nach Abdecken noch möglich ?

Operationsbeginn erst nach Erfüllen aller Bedingungen

Rechtzeitig Hilfe holen !

ABLÖSUNGS-CHECK

Patient

1) Personalien
2) Operation
3) ASA
4) Problemliste präop

Anästhesie

1) Einleitung mit:
2) bis jetzt gehabt:
3) Flüssigkeit fällig um
   Relaxans fällig um
   Analgesie fällig um
4) Operationsverlauf
5) Anästhesieverlauf
6) Problemliste intraop

Prognose

1) erwartete Probleme
2) erwartete Information: Labor, CHIPS etc

TEAM

1) wann zurück wie und wo zu erreichen
2) Equipe : OA AA Sr/Pflg

Abb. 1. Checkliste zur Anästhesie

Lösungsansätze

Vieles aus der psychologischen Grundlagenforschung der Luftfahrt ist anwendbar auf Bereiche der Anästhesie. Standardroutinen und Checklisten tragen der menschlichen Unfähigkeit Rechnung, repetitive Aufgaben mit absoluter Zuverlässigkeit und Konzentration zu erledigen. Sinnvoller Einsatz von Monitoren und Alarmen kompensiert das fluktuierende Vigilanzniveau des Anästhesisten. Ergonomische Arbeitsplatzgestaltung erleichert die Konzentration auf das Wesentliche [1]. Die Einbeziehung dieser Faktoren ermöglicht es, freigewordene zeitliche und mentale Resourcen in prä-, intra- und postoperatives Patientenmanagement zu investieren [11]. Selektionsverfahren, Ausbildungsprogramme, angemessene Arbeitszeitbegrenzung, Simulatortechnik und Qualitätskontrolle werden in erster Linie denjenigen Patienten zugute kommen, bei denen (wie auf der HNO) durch ihr Alter, die Lokalisation des Eingriffes und die erforderliche komplexe Technologie ein hohes Sicherheitsrisiko bereits vorhanden ist.

Literatur

1. Anonymous (1989) Monitoring the anaesthetist. Lancet I:251–252
2. Buck N, Devlin HB, Lunn JN (1987) The report of a confidential enquiry into perioperative deaths. The Nuffield Provincial Hospitals Trust
3. Chappelow J (1988) The psychology of safety. Baillière's Clin Anesth 2:265–285
4. Cooper JB, Newbower RS, Kite RJ (1984) An analysis of major errors and equipment failures in anesthesia management: considerations for prevention and detection. Anesthesiology 60:34–42
5. Farrow SC, Fowkes FGR, Lunn JN, et al. (1984) Epidemiology in anaesthesia: a method for predicting hospital mortality. Eur J Anaesth 1:77–84
6. Foster CA, Aston SJ (1983) Propranolol-epinephrine interaction: A potential disaster. Plastic Reconstr Surg 72:74
7. Hermens JM, Bennett MJ, Hirschmann CA (1983) Anesthesia for laser surgery. Anesth Analg 62:218–229
8. Hilley MD et al. (1984) Fatality associated with the combined use of halothane and gingival retraction cord. Anesthesiology 60:587
9. Roizen MF, Lampe GH, Sheiner LB, et al. (195) Aging increases hemodynamic responses to induction an incision (abstract). Anesth Analg 64:275
10. Scherer R (1986) Der Anästhesiezwischenfall, ein Schicksalsschlag oder menschliches Versagen? Anästh Intensivmed 27:365–369

Postoperative Unruhezustände als Zeichen zerebraler Störungen

U. Braun

Das klinische Leitsymptom für die Beurteilung der psychischen Homöostase in der postoperativen Phase ist die motorische Unruhe. Besonderheiten der präoperativen Ausgangslage sowie der chirurgischen und anästhesiologischen Betreuung äußern sich oft in einer motorischen Unruhe, die mit Desorientiertheit und mit psychotischen Symptomen kombiniert sein kann. Letztere zeigen sich in psychischen Besonderheiten wie Bewußtseinsstörungen, Wahnvorstellungen und affektiven Abweichungen, die eine Desorientiertheit in Raum und Zeit weit übersteigen. Postoperative Unruhezustände treten nach Narkosen in allen Altersabschnitten auf, das höhere Lebensalter ist dennoch durch einige Besonderheiten gekennzeichnet, die einerseits durch spezielle Erkrankungen des höheren Lebensalters und andererseits durch die besondere zerebrale Empfindlichkeit bei pathophysiologischen Veränderungen bedingt sind. Eine besondere Schwierigkeit für den behandelnden Anästhesisten ist der Umstand, daß viele der verwendeten Begriffe wie Durchgangssyndrom und Psychose auch im psychiatrischem Schrifttum nicht unzweideutig definiert sind, so daß eine persönliche Wertung des Autors unumgänglich ist. Im folgenden möchte ich eine Einteilung der postoperativen Unruhezustände im höheren Lebensalter nach ihrer Genese versuchen und dann ihre Symptomatik und Therapie darstellen.

Postoperative Unruhezustände im höheren Lebensalter:

1) Hypoxie
2) Durchgangssyndrom
3) Psychotische Zustände
4) Das zentrale anticholinerge Syndrom
5) Erkrankungen der Alterspsychiatrie

1) Hypoxie

Ganz allgemein hat die Vermeidung von Hypoventilation und Hypoxie in der Anästhesie eine sehr hohe Priorität. Dies gilt auch für das höhere Lebensalter. In der Regel ermöglichen klinische Symptomatik, Kapnometrie, Pulsoxymetrie und Blutgasanalyse eine sichere Diagnose. Vom Anästhesisten darf erwartet werden, daß er einen Relaxans- oder Analgetikaüberhang diagnostizieren kann. Bemerkenswert ist, daß eine Teilkurarisierung sehr wohl mit Unruhe und frustranen Muskelbewegungen einhergeht, nicht aber nachwirkende Analgetika. Es ist kennzeichnend für Morphomimetika, daß das subjektive Erlebnis einer Hypoxie unterdrückt wird. Dies läßt sich an der als „Atemdepression" klassifizierten Nebenwirkung nicht ohne weiteres ablesen. Entsprechende letale Komplikationen sind deshalb mit dem Etikett „silent death" belegt worden [2]. Speziell beim geriatrischen Patienten müssen deshalb Analgetika sehr vorsichtig eingesetzt werden. Für unsere Überlegungen bedeutet dies, daß mit der Ausnahme des Analgetikaüberhangs, bei dem das Symptom Unruhe nicht zur Verfügung steht, bei jeder Unruhe zunächst die Möglichkeit einer Hypoxie bzw. Hypoventilation ausgeschlossen wird.

2) Durchgangssyndrom

Der Begriff Durchgangssyndrom wurde 1956 von H. H. Wieck geprägt für reversible psychische Zustände im Rahmen körperlich begründbarer Psychosen [8]. Dabei ist das Bewußtsein klar. Auffällig sind erhebliche Gedächtnis- und Orientierungsstörungen, Minderung von Antrieb und psychomotorischem Tempo sowie affektive Besonderheiten [3, 8]. Dies entspricht einer enormen Einbuße der intellektuellen Fähigkeiten und einem allgemeinen Leistungsabfall. Bei chirurgischen Patienten ist dabei motorische Unruhe oft ein Leitsymptom. Das Durchgangssyndrom tritt z. B. nach Schädel-Hirn-Traumen, operativen Eingriffen mit vitalen Komplikationen und Operationen mit der HLM auf. Das klininsche Bild ist ingesamt sehr vielgestaltig. Leichtere Symptome wie Konzentrations- und Gedächtnisstörungen treten bei alten Patienten auch nach relativ komplikationslos verlaufenden Eingriffen auf. Hier können Blutdruckabfälle oder eine nicht indizierte Hyperventilation ursächlich zugrunde liegen. Es empfiehlt sich deshalb, bei geriatrischen Narkosen eine optimale Homöostase anzustreben. Wahneinfälle und Trugwahrnehmungen machen die Abgrenzung gegenüber einem psychotischen Zustand schwierig.

Für die Therapie gilt, daß bei fehlender vitaler Gefährdung eine abwartende Haltung angemessen ist. Bei einer entsprechenden pflegerischen evtl. auch intensivmedizinischen Betreuung sollte auch die motorische Unruhe gedämpft werden. Benzodiazepine sind die Mittel der ersten Wahl. Je nach erwünschter Wirkungsdauer und Preisbewußtsein empfehlen sich Midazolam, Diazepam oder Flunitrazepam. Bei einer psychotischen Färbung empfehlen sich auch Neuroleptika wie Levomepromazin oder Haloperidol. Die vollständige Remission sichert die Diagnose.

3) Psychotische Zustände

Psychosen in der Definition der Psychiatrie sind schwere und schicksalhaft verlaufende seelische Störungen mit Desintegration der Persönlichkeit und Verlust der Anpassung an die Realität [1, 7]. Wenn wir im Rahmen unseres Themas von psychotischen Zuständen reden, so beziehen wir uns auf eine Symptomatik, in der die letzten beiden Elemente dieser Definition zutreffen, nicht jedoch die mit enthaltene Irreversibilität. Eine solche Symptomatik findet sich auch bei alten Patienten insbesondere im Zusammenhang mit operativer Therapie und vorbestehender Abhängigkeit. Entsprechend den Lebensgewohnheiten der älteren Patientengruppe sind folgende Substanzen von besonderer Bedeutung: Alkohol und oral zuführbare

Medikamente wie Analgetika, Schlafmittel, Tranquilizer und Psychostimulanzien. Das Vollbild eines schweren Entzuges tritt im hohen Lebensalter nicht auf. Bei Alkoholabhängigkeit wird es meist im 4.–5. Lebensjahrzehnt beobachtet, diese Patienten erreichen ein hohes Lebensalter nicht. Deshalb sind in der geriatrischen Patientengruppe auch eher abortive Formen eines Delirs zu beobachten, in der insbesondere einzelne Symptome auftreten wie motorische Unruhe, Schwitzen, Tachykardie, Hypertonie, feinschlägiger Tremor, Desorientiertheit, optische und akustische Halluzinationen und Wahnvorstellungen, zerebrale Anfälle. Die wichtigsten Leitsymptome neben der motorischen Unruhe sind der feinschlägige Tremor, Schwitzen, Hypertonie und Tachykardie sowie die Halluzinationen. Bei einem erzwungenen postoperativen Entzug von Medikamenten treten auch delirartige Symptome auf, die angstgefärbt sein können und sich in einer vielschichtigen klinischen Symptomatik äußern. Die Diagnose sollte immer auch eine Fremdanamnese mit einbeziehen. Bei diagnostischen Schwierigkeiten kann ein Psychiater zugezogen werden.

Bei der Therapie der psychotischen Zustände sind die Neuroleptika die Mittel der ersten Wahl. Wenn eine mehr sedierende, ruhigstellende Wirkung erwünscht ist, empfiehlt sich Levomepromazin. Rückt eine stärkere antipsychotische Wirkung in den Mittelpunkt des therapeutischen Interesses, sind Haloperidol oder DHB zu bevorzugen. Je nach Schweregrad ist eine entsprechende pflegerische Betreuung einschließlich Intensivpflege angebracht.

4) Das zentrale anticholinerge Syndrom

Das zentrale anticholinerge Syndrom (ZAS) spielt im höheren Lebensalter eine besondere Rolle. Abortive Formen treten nach vielen Narkosen mit Lachgasapplikation auf [4]. Die von Schneck et al. vorgelegte Publikation enthält ausschließlich Kasuistiken von Patienten im höheren Lebensalter [5]. Viele der in der Anästhesie verwendeten Medikamente können es auslösen [6]. Dazu gehören Atropin und Scopolamin, Benzodiazepine, Neuroleptika, H_2-Rezeptorenblocker, Ketamin, Morphinpräparate u. a.

Die zentralen Symptome sind: Schläfrigkeit, Koma, Gedächtnisschwäche, Desorientiertheit, motorische Koordinationsstörungen, Zwangsbewegungen, Sprachschwierigkeiten, Unruhe, Agitation, emotionelle Labilität, Sinnestäuschungen und Halluzinationen, Wahnvorstellungen, Photophobie, Schwindel und Kopfschmerz. Peripher treten Mydriasis, Tachykardie, Arrhythmie, Hyperthermie, trockene Haut und Schleimhäute, Hautrötung und fehlende Peristaltik auf. Die Darstellung der vielschichtigen Symptomatik macht deutlich, daß die Diagnose nicht einfach ist, und daß differentialdiagnostische Probleme auftreten in Richtung Medikamentenüberhang oder -überdosierung, Durchgangssyndrom und psychotische Zustände. Man sollte auch in Betracht ziehen, daß sich die postoperative Phase nicht nur auf den Operationstag bezieht, sondern auch auf die Tage danach.

Das therapeutische Problem des ZAS besteht darin, das Syndrom mit in die Beurteilung postoperativer Veränderungen einzubeziehen. Die erste Maßnahme nach der Verdachtsdiagnose ist das Absetzen der potentiell auslösenden Pharmaka. Wenn für den Patienten bei der ruhigen Verlaufsform des ZAS sonst keine

Gefährdung besteht, kann Abwarten angebracht sein. Bei der agitierten Form sollte auf jeden Fall Physostigmin i.v. verabreicht werden, sehr langsam in Portionen von 0,1–0,2 mg, nicht mehr als 2 mg insgesamt unter EKG-Monitorkontrolle und Verfügbarkeit der anästhesiologischen Notfalltherapie. Wenn differentialdiagnostische Probleme die Abgrenzung eines psychotischen Zustandes erschweren, was häufig der Fall ist, sollte versuchsweise ein Neuroleptikum verabreicht werden. Ist dieses Vorgehen nicht erfolgreich oder verschlimmert sich der Zustand, so muß sich die Physostigminapplikation anschließen.

5) Erkrankungen der Alterspsychiatrie

Es handelt sich um vorbestehende psychiatrische Erkrankungen des höheren Lebensalters wie die Demenz vom Alzheimer- oder vaskulären Typ. Autoptisch erweisen sich ca. 60% der Altersdemenzen als degenerativ (Alzheimer), nur je 20% als arteriosklerotisch bzw. arteriosklerotisch-degenerativ [7]. Die Alzheimersche Erkrankung beginnt mit Merkschwäche und erschwerter Wortfindung, Urteils- und Kritikschwäche. Affektivität und äußeres Gehabe bleiben oft länger erhalten, was die Diagnose erschwert. Die neurologischen Befunde sind spärlich und unregelmäßig, es treten Tremor von Händen und Kopf auf, ein kleinschrittiger Gang, abgeschwächte Reflexe, träge Pupillenreaktion und ein allgemeiner Kräfteverfall. Die Krankheit verläuft nach schleichendem Beginn langsam progredient. Die Patienten sterben schließlich an der körperlichen Hinfälligkeit bzw. an auftretenden Infekten. Im Computertomogramm zeichnet sich oft eine Hirnatrophie ab. Die vaskuläre Demenz beginnt meist mit subjektiven Beschwerden, Müdigkeit mit Schlafumkehr, dumpfen Kopfschmerzen und Schwindel, Ohrensausen, Gespanntheit, Gereizt- und Verstimmtheit. Gemütsbelastungen werden nicht mehr voll bewältigt. Im weiteren Verlauf treten Affektionskontinenz und Gedächtnisstörungen auf. Krankheitseinsicht bleibt längere Zeit erhalten, verliert sich aber mit weiterem Verlust der Kritikfähigkeit. Die neurologischen Symptome sind unauffällig: Standunsicherheit, unbeholfener Gang, Verarmung von Mimik und Gestik, Hände- und Kopfzittern. Das finale Stadium ist oft gekennzeichnet durch planloses Hantieren, Greifen und Nesteln mit völliger Desintegration der Persönlichkeit. Die Symptomatik einer Demenz kann sich in der postoperativen Phase verschlimmern.

Eine spezifische Therapie gibt es nicht. Die pflegerische Betreuung sollte so angelegt sein, daß Komplikationen, Verletzungen durch Fallen oder Sturz aus dem Bett vermieden werden. Die Realisierung dieser Forderung in der Praxis ist jedoch sehr schwierig. Medikamentös ist eine Behandlung der Symptome mit Zurückhaltung in der Dosierung angebracht. Paradoxe Reaktionen auf Medikamente sind häufig. Sehr wichtig ist die allgemeine Homöostase wie Flüssigkeits- und Elektrolythaushalt, kardialer Zustand usw. Da diese Patienten in Zukunft zahlenmäßig sehr stark zunehmen werden, sind die operativen Indikationen sehr sorgfältig zu stellen.

Zusammenfassend läßt sich feststellen, daß Unruhe ein wichtiges Leitsymptom für psychische Störungen in der postoperativen Phase darstellt. Nach Ausschluß einer Hypoxie als Ursache der Störungen müssen das Durchgangssydrom, psychotische Symptome, das ZAS und alterpsychiatrische Erkrankungen differentialdiagnostisch in Betracht gezogen werden. Die Kenntnis dieser Zustände für den Anästhesisten ist deshalb von Bedeutung, da sie häufig auftreten und das therapeutische Vorgehen unterschiedlich ist.

Literatur

1. Benkert O, Hippius H (1980) Psychiatrische Pharmakotherapie. Kliniktaschenbücher, Springer, Berlin Heidelberg New York
2. Cascorbi HF, Gravenstein JS (1974) Silent death. Anesthesiology 40:319
3. Haase HJ (1982) Therapie mit Psychopharmaka. Schattauer, Stuttgart New York
4. Ruprecht J (1982) Das zentrale anticholinergische Syndrom, das klinische Bild mit seinen Symptomen. In: Stoeckel H (Hrsg) Das zentral-anticholinergische Syndrom: Physostigmin in der Anästhesiologie und Intensivmedizin, INA-Serie, Bd 35. Thieme, Stuttgart, S 5
5. Schneck HJ, Tempel G, Hundelshausen B von (1983) Physostigmin und zentral-anticholinerges Syndrom (ZAS). Intensivbehandlung 8:100–105
6. Stoeckel H (Hrsg) (1982) Das zentral-anticholinergische Syndrom: Physostigmin in der Anästhesiologie und Intensivmedizin, INA-Serie, Bd 35. Thieme, Stuttgart New York
7. Tölle R (1988) Psychiatrie, 8. Aufl. Springer-Lehrbuch. Springer, Berlin Heidelberg New York Tokyo
8. Wieck HH (1956) Zur Klinik der sogenannten symptomatischen Psychosen. Dtsch Med Wochenschr 81:1345–1349